長生きしたけりゃパンは食べるな

フォーブス 弥生
稲島 司〔監修〕

SB新書
368

はじめに

頭が重い、肩こり、疲れがとれない、集中できない。

あなたには、そんな悩みはありませんか。あるいは……、
メタボ、糖尿病、肌荒れ、不眠、生理不順、ボケ、食事のあとの下痢。

医者から「異常はありません。ストレスはためないでくださいね」といわれ、対処法も見当たらず、あきらめてしまった持病はありませんか？

この本を手にするくらいですから、食事に気をつけたり、サプリメントを試した人もいるでしょう。それでも改善しないのかもしれません。

では、その不調の原因が食事、しかも思ってもみない食材にあるとしたら、どうでしょうか。

実は、あなたの不調の原因はすべて、「毎日のパン」にあるかもしれないのです。

この本は、あなたの悩みや痛み、不調の解決策を提案します。

なにか新しいことを覚えたり、高いお金を払って栄養改善を図ったりする必要はありません。

たった一つの食材をやめる。

それだけで、**心と体のバランスを取り戻し、あらゆる体の悩みをたった数日で解決してしまう**ことができるのです。

やめるべき食材とは、「小麦」。

あなたの大好きな、毎日の「パン」なのです。

大好きな「あの」食べ物が脳をダメにしている

近年、**小麦に含まれるたんぱく質「グルテン」が脳に炎症を起こし、腸に小さな穴をあける**と注目されています。世界ランキング1位のテニスプレーヤー、ジョコビッチが実践していると話題になった小麦抜き生活、「グルテンフリー」という言葉を聞いた人もいるかもしれません。

ケーキやラーメン、パスタ、うどん、クッキー、菓子パン……。

小麦粉の食品は私たちの生活に深く入り込んでいます。知らず知らずに、グルテンを大量に摂取しているのが現代人の食生活です。

それだけではありません。

□グラノーラは塩分が控えめだから、朝食にピッタリ！
□全粒粉のパンはカラダにいい
□オリーブオイルのパスタは、栄養たっぷりで美容にも効果的！

そんな間違った情報や思い込みが一般に広がっています。

これほど私たちの食生活に深く入り込んだ「小麦」。

小麦を一切食べずに、外食や食事を楽しむことなどできるのでしょうか。

「さすがに無理だ」

「現実的じゃないんじゃないか」

私たちグルテンフリーライフ協会を訪れる人の多くが、そうおっしゃいます。

しかし、難しいことはまったくありません。

お金もかからず、食事の我慢もせずに、想像もしないほどの健康と若さを手に入れることができる。それがこれから紹介する、小麦抜きの食事法です。

あなたがパン好きなのは中毒成分のせい

なぜ、そこまで断言できるのか。疑問を持たれる方もいらっしゃるかもしれません。

実は、私自身がもともと、大のパン好きだったからです。

私の夫は、グルテン不耐症、つまり小麦を口にしただけで体調を崩す体質です。

私は夫との生活をきっかけに、小麦抜きの生活をはじめました。

しかし、いくら夫婦の仲とはいえ、自分がパンやパスタをいっさい食べない生活をするなど想像もできません。当初はそう考えていました。

しかし、試しに行った14日間の小麦抜き生活のあと、私の考えは、180度、変わりました。

あんなに大好きだったパンを、「食べたい」といっさい思わなくなったのです。

実は**小麦の成分、グルテンには依存性があります。**

中毒症状が出て、無性に食べたくなってしまうのです。

ですので、いったん**中毒の時期さえ抜ければ、「食べたい」と思わなくなります。**

しかもその結果得られるのは、これまで想像していなかったほどの爽快感です。肌のツヤが改善し、慢性的な疲れも消えました。風邪もほとんど引かなくなりました。忙しさからくるイライラや片頭痛も消えて、感情が安定しました。

さらに、体調が好転したおかげで、心も穏やかになり、気持ちはいつも前向きで新しいことに挑戦する気持ちもめきめきと湧いてきたのです。

しかも、体重もムリなく落ちて、リバウンドもありません。

「私が考えていた『健康』には、まだまだ上があるんだ。小麦を抜くだけで、心も体もこれほど健康になれるんだ」

「どんな年齢であっても、体は生まれ変わることができるんだ」

私は、自分の体で痛感しました。

これほどの効能をもたらす小麦抜き生活。そのすばらしさを伝えたくて、私はたった一人でグルテンフリーを広める活動をはじめました。グルテンフリーという言葉などほとんど誰も知らない8年前です。

そして、これまでに延べ700人以上に小麦抜き生活、実践のコツを広めてきました。

私たちの協会を訪れる人の中には、さまざまな悩みや疾患を抱える人がいます。

□すべての駅のトイレの場所を把握するほどの腹痛
□「うつ病」と診断されて、薬も毎日飲んでいた
□どんな化粧品を使っても肌の荒れがおさまらない
□帰り道がわからなくなるほどの激しい頭痛
□標準体重を20キロもオーバーしたメタボ

しかし、**早い人で3日、多くの人は14日のプログラムを実践することで、体と心が一変する**と報告してくれています。

私は声を大にして伝えたいことがあります。

「パンが大好き！」

そんなあなたにこそ試してもらいたい。

一度でいいので、小麦を抜いた生活をご自身の体で「体感」してもらいたいのです。

痛みや不調から解放されたあとの生活を想像してください。

私や、私の夫、そして実践者の多くが感じた**心と体が生まれ変わる感覚**を味わってほしいと、心から思います。

本書だけの特徴とは

本書は、私がこれまで8年にわたって実践してきたプログラムのノウハウを惜しみなく公開しています。

実践者の中には、食に気を遣う暇もないほど忙しいビジネスマンや、育ち盛りのお子さんを抱え、献立に悩む主婦の方など、さまざまな方がいらっしゃいました。彼らも、当初は半信半疑ながら、今では、小麦抜き生活を、存分に楽しんでいます。

「グルテンフリー」健康法は、いくつかの翻訳書が出版されており、ベストセラーにもなっていますが、一方で問題もあります。日本とアメリカとでは、スーパーの品ぞろえから食への認識までまったく異なるため、実践に際してはなかなか参考にしづらいことが多いのです。

そこで本書では、**日本の食卓に合った食材の提案や、具体的で簡単にできる〈ズボラな人向け〉レシピも紹介します。**もちろん、最新の医学的なエビデンスも併せて紹介するつもりです。

あなたの不調は、生まれ持った体質や不運でもなければ、天から与えられた罰でもありません。今日まで食べた食事がつくっているのです。

今日をきっかけに、病気や不調のない、晴れやかな人生を始めてみませんか?

はじめに

第1章 なぜ「この」体調不良はクスリで治らないのか

第2章

小麦の成分「グルテン」が脳を壊す

第3章

痩せる！ 若返る！ 人生が変わるパン抜き生活【基本編】

第4章

疑問にお答えします

【パン抜き生活　実践のためのQ&A】

第5章

砂糖、油、調味料……老けない体をつくる食べ物

第6章 ズボラでもかんたん！パン抜き生活14日間プログラム

第1章

なぜ「この」体調不良はクスリで治らないのか

1

糖質制限も、運動もしているのに体調が悪いのはなぜか

毎朝、コーヒーと一緒に味わうパンが楽しみ。

そんな人は多いのではないでしょうか。忙しい仕事の合間に、菓子パンをとる人。色とりどりのサンドイッチや、クロワッサンが好きだという人。パン好きが高じて、パン教室に通っている人もいるかもしれません。

そんな安くて、おいしくて、私たちの食卓を手軽に彩ってくれる毎日の「パン」。

しかし、**そんな「いつものパン」が、あなたの体調不良を引き起こしている**のだとしたら、どうでしょうか。

日常的に感じる肩こりやイライラ、不安、不眠、頭痛、下痢、便秘などの体調不良。さらには糖尿病や脳疾患などの生活習慣病や、肥満。うつや学習障害などの心の病気など原因不明の病気を、「大好きなパン」がつくり出しているとしたら……。

ある50代の男性の話です。彼は長年、原因不明の体調不良に悩まされてきました。もっとも困っていたのは「脳の霧」。頭に霧がかかったようにボーッとして、思考能力が落ちてしまう症状です。そのせいで、集中力が続かず、大事な会議をすっぽかしてしまうことさえありました。忘れ物やなくし物も多く、奥さんによく叱られていたといいます。疲れがたまっているだけとやりすごしていましたが、ついに若年性の認知症ではないかと恐れ、思い切って医療機関を受診しました。しかし、認知症の症状は見られません。わらにもすがる思いで、私たちの「グルテンフリーライフ協会」のセミナーを受講、パン抜き生活をはじめました。

すると驚くべきことに、たった3日で、「脳の霧」が消えたのです。

小麦粉が日本人の健康を脅かす

実は、体に不調を起こしているのは、パンだけではありません。

私たちの食卓に並ぶ、パン、パスタ、ピザ、ラーメン、餃子、うどん、そうめん、焼きそば、ほとんどの揚げ物、スイーツ、スナック菓子……そんな小麦粉を使った食品が、あなたが知らない間に体に悪さをしているのです。

あなたを苦しめる原因が、いつものパンにあるのならば、それに対処できる医薬品は残念ながら、ありません。できることは、ただ一つ。小麦粉食品を含むいっさいのものを口にしないこと。毎日のパンをやめることで、一生の付き合いとあきらめていた不調が消え、心や体に軽やかさが戻るのです。

「今日から、パンを食べるのをやめてください」

そうお話ししたら、あなたはどう感じるでしょうか。ある人は「そんなことをしたら、何を食べて生きていけばいいんだ」と困惑するでしょう。ある人は「食事の準備が困るよ」と、聞く耳を持たないでしょう。「大好きなパンを食べられないなんて、人生の楽しみが減る！」と嘆く人もいるでしょう。

「でも、あなたがふだん感じているモヤモヤとした体調不良や病気が、パンをやめるだけで消えるとしたら、どうですか？」

そう尋ねると、みなさん、フッと思考をめぐらせます。

「パンを抜くと考えると大変に感じますが、食事に対する考え方を少し変えるだけで簡単にできますよ。その方法を、これからお教えします」

というと、ほとんどの方が興味を持ってくださいます。

それほど、普段からの体調不良や病気に悩まされている方は多いのです。
小麦粉が起こす主な病気には次のようなものがあります。
◎小麦アレルギー　◎セリアック病　◎グルテン不耐症
病気の説明は、のちほどくわしくしていきます。ここで問題なのは、こうした病気だけでなく、小麦が次のような体の不調を引き起こすとされていることです。

一つでも当てはまるならば、「いつものパン」をやめる価値があるのです。

□慢性的なストレス、疲れ、頭痛
□不眠症
□下痢、便秘、腹痛、膨満感（消化器疾患）
□吐き気、嘔吐
□肌荒れ、シミ、くすみ、ニキビ（皮膚疾患）
□生理痛、不妊症、月経前症候群（婦人科疾患）
□認知症、アルツハイマー病、統合失調症（神経障害）
□ＡＤＨＤ（注意欠陥、多動性障害）
□自閉症

2

病院では診断されない ナゾのアレルギー

私たち、グルテンフリーライフ協会には、日々、数々の相談が寄せられます。

そうした声を聞いていると、いかに多くの人たちが、毎日のパンを疑いもせず口にしているか、実感せずにはいられません。

ある50代の男性は、毎朝、通勤電車に乗るたび、下痢に悩まされていました。

医師からは「過敏性腸症候群《かびんせいちょうしょうこうぐん》」と診断されたそうです。

過敏性腸症候群とは、下痢や便秘などの便通異常が、おなかの痛みとともに、日常的にくり返される病気のことです。下痢症になるか、便秘症になるかは人によって異なります。男性は下痢症が多く、女性は便秘症が多い傾向にあります。原因は、一般に「ストレス」といわれます。

人はストレスを感じると、脳の視床下部という部分からストレスホルモンが分泌されます。ストレスホルモンには腸を過敏に動かす作用があるので、過剰なストレスを負うと、下痢や便秘が起こります。

症状は通勤ラッシュの車内で起こるケースが多く見られます。

下痢痛に襲われたら、なるべく早くトイレに駆け込めるよう、各駅停車の電車に乗る人が多いことから**「各駅停車症候群《かくえきていしゃしょうこうぐん》」**とも呼ばれています。こんな名前ができてしまうほど、悩む人は多いのです。実際、日本人の10～15パーセントが、この病気を持っているとも推計されています。

50代の男性は、毎日1時間もかけて通勤していますが、途中の駅のトイレの場所は、すべて把握しているといいます。

しかし、**ストレスが原因といわれても、どう改善をはかっていけばよいのかわからない。**それが、正直なところではないでしょうか。

「私は、仕事にストレスをそんなに感じてはいないんですよ。医者からは『ストレスをためこまないように』なんていわれるけれど、定年まで治るかわからない腹痛とつきあっていかなければならないのかと思っていました」

そんなある日、彼は私の著書『2週間、小麦をやめてみませんか?』(三五館)を見つけてくれました。本の表紙に書かれた「過敏性腸症候群」の言葉に目が留まったのです。そこに解決の手がかりを感じ、手にとってくださったといいます。

「自分もグルテン不耐症かもしれない」

本を読み、そう感じた彼は、その日から小麦粉食品をいっさいとらなくなりました。するると、驚くべきことが起こりました。

わずか2~3日で、下痢痛が生じなくなったのです。

男性の朝食は、トーストとレトルトのコーンスープが定番でした。パンだけでなく、加工食品の多くにも小麦粉が含まれます。朝食にパンを食べてから、電車に乗っていたために、小麦に刺激された腸が下痢を起こしていたのでしょう。

小麦が体の不調を引き起こしている

一生のおつきあいとあきらめた体調不良はあなたにもあるかもしれません。その原因が、実はパンなどの「小麦粉食品」にあるかもしれないのです。

では、いったい何が、これほどの症状をつくり出すのでしょうか。

小麦には、**「グルテン」というたんぱく質**の混合物が含まれます。小麦粉は水を混ぜてこねるとネバネバし、粘着性と弾性が出ます。パンやピザ生地、麺類、焼き菓子がつくれるのは、その性質のおかげです。

グルテンによって、小麦はさまざまな食品に生まれ変わります。日本に小麦粉が大量に輸入されるようになったのは、戦後のこと。非常に安価な小麦粉は、戦後の食糧難から日本人を救い、私たちの食卓を鮮やかに彩ってくれました。

しかし、その小麦が今、日本人の健康を壊し、さまざまな疾患をつくり出す原因になっています。

グルテンの中に**「グリアジン」**というたんぱく質が含まれているからです。

グリアジンには、食欲を増進させたり、血糖値（血液中のブドウ糖の値）を急上昇させたりする作用があります。脳の中の食欲をつかさどる中枢を刺激して食欲を増進させるとともに、麻薬のように依存性の高い成分でもあります。

あなたも**「満腹なのに、パンや麺類をつい食べてしまう」**ことがありませんか？

それこそ、グリアジンの依存性の作用。グルテンが怖いのは、依存症だけではありません。私たちの健康の要、腸を傷つけてしまうことがわかっています。

3
うつ病はクスリでは治らない

食事は、体だけでなく、心にも作用を及ぼします。

私のセミナーに参加してくれた、30代の女性の話です。

彼女は長い間、毎日のように続く下痢と吐き気、嘔吐に悩まされていました。もっとも困っていたのは、やる気の減退です。

集中力が薄れ、頭がボーッとし、何もする気が起きなくなってしまうのです。

「このつらい状態から抜け出す方法はないだろうか」

彼女はいくつもの医療機関を受診しました。

しかし、血液検査をしても、ＭＲＩ（磁気共鳴画像）検査を受けても、結果は「異常なし」。原因を突き止めることができません。ついに、彼女は心療内科を受診しました。

そして、ようやくついた病名が「うつ病」。

彼女は、この病名を聞いてホッとしたそうです。原因がはっきりすれば、体調不良を治す手立てが見えてくるからです。医師は数種類の精神薬を処方しました。彼女は「これでやっとわけのわからない不調から解放される」と思い、毎日、きちんと薬を飲み続けました。

ところがです。症状はいっこうに回復しません。それどころか、悪化していくようにさえ感じられました。そんなとき、うつ病の薬について調べていた彼女は、専門家の記事に**「抗うつ薬の副作用は自殺願望」**という衝撃的な言葉を見つけたといいます。

「このままでは、本当におかしくなってしまう」

彼女は病院めぐりを再開しました。そして数軒の医療機関を回った挙句の診断が、「グルテン不耐症」だったのです。

トーストとパスタ生活をやめただけ！

彼女は大のパン好きでした。朝食は毎朝、トーストとクロワッサン。ランチにはパスタやうどんなどの麺類が多かったといいます。日常的に食べていた小麦粉食品をやめた結果は、わずか数日で現れました。

最初の変化は、便通が安定したことです。下痢ではなく、形のある便が出るようになりました。便意を感じてトイレに行くと、バナナ状の大便が出ます。午前中、トイレを行ったり来たりすることの多かった彼女にとって、排便力がついたことは、生活の質を著しく向上させてくれるものとなりました。

まもなく吐き気や嘔吐もなくなりました。

そして、**彼女を苦しめていた「やる気の減退」も消えました。**仕事にも集中できるようになり、意欲もわいてきました。

「グルテン不耐症と診断されず、あのままうつ病の薬を飲み続けていたとしたら、どうなっていたのだろう」

なんともいえない表情で話してくれた彼女の顔が、深く印象に残っています。

「うつ病は心の風邪」なのか?

厚生労働省の患者調査によれば、気分障害（うつ病や躁うつ病）の患者数は2008年に約100万人を超えたそうです。

「うつ病は心の風邪」という言い方をよくされます。まるで一種のはやり病のようです。しかし、はたして本当にそうでしょうか。

患者の2人に1人が再発し、3人に1人は薬が効かないといわれる現状を見れば、うつ病が風邪と同列に並べてよいものではないことがわかります。

カナダの精神科医であった故エイブラム・ホッファー博士は、心の病の患者さんにこう尋ねていました。**「あなたは今まで何を食べてきましたか」**

毎日の食事が心の病をつくり出し、そして毎日の食事を変えることで、心の病は治療と予防ができると考えていたからです。

実際、一生薬を続けなければならないといわれていた患者さんの多くが、栄養療法の実践によって、社会復帰を果たしていったといいます。

今、うつ病と診断されている人たちの中には、小麦粉食品が原因しているケースが少なからずあるでしょう。**心の状態は、食べるものによって変わってくる。**それはたしかなことです。もしかしたら、うつ病の裏に、グルテン不耐症が隠れているのかもしれません。

4

海外のセレブはパンも小麦も一切とらない

世界屈強のテニスプレーヤー、ノバク・ジョコビッチ選手が実践しているということで、日本でもパンやパスタを食べない、小麦抜きの食生活が知られるようになってきました。

「グルテンフリー」という言葉を聞いたことがあるでしょうか。

「グルテンフリー」とは、小麦の成分「グルテン」を一切とらないことで、運動能力はもちろん、思考力の変化や集中力の向上など、体とメンタル、そして脳のはたらきを向上させる健康法のことです。

世界的にも、女子ゴルフプレーヤーのミシェル・ウィー選手や、アメリカの元大統領ビル・クリントン氏など、アスリート、政治家、俳優、歌手、タレント、美容家を中心に、グルテンフリー実践の輪が広がってきています。

スーパーモデルのミランダ・カーさんや、ハリウッド女優のグウィネス・パルトローさんも実践しており、彼女たちの年齢を感じさせない美しさの一端にも、小麦抜きの影響を見ることができます。

国内でも、小麦を抜く食生活はジワジワと広がりつつあります。モデルでタレントのローラさんは、ブログでグルテンフリーの料理を紹介するなど熱心な実践者です。スポーツ界ではWBA世界フライ級王者・井岡一翔選手の実践が知られています。井岡選手はジョコビッチ選手に感化されてグルテンフリーをはじめたそうです。

なぜ、一流と呼ばれる人たちは、小麦抜きの生活を熱心に行っているのでしょうか。その共通点は、**「パフォーマンスの向上」**を目的にしていることです。世界の舞台で活躍し続ける彼らが、いかに食事に気を遣い、日々の体と心を健康に保ち続けることに熱心なのか、グルテンフリーの広まりから感じ取ることができます。

お金もかからず、ズボラでもOK！

「小麦粉をやめられるのは、良質な食事を食べるお金があるからでしょう」

「食事をサポートしてくれる人がいれば、そりゃあ簡単にできるよな」

一流の人がグルテンフリーのよさを熱心に語るたびに、私たちはこうしたことを感じてしまいます。

たしかに、そうですよね。小麦粉食品は安価です。大きな菓子パンが1つあれば、食事をすませられます。パスタやラーメン、ピザをおなかいっぱい食べれば満足感も得られます。

ベストセラーになったジョコビッチ選手の著書『ジョコビッチの生まれ変わる食事』(三五館)を読んだ人がいるかもしれません。「さすが一流選手」という感想の裏で「あんなにストイックな生活、自分にはできない」という感想も聞こえてきました。

小麦抜き生活は、よさそうだから、やってみたい。でも「お金がかかる」「面倒くさい」「手間がかかる」「つらい」「大変」「おいしくない」というマイナスイメージがあり、一歩踏み出せない人が多いのも事実です。

しかし、**コツさえつかめば非常に簡単に実践できます。**

私も、小麦抜きの食生活をはじめた当初は、毎日が手探りでした。実践をはじめた8年前は、日本に情報がまったくありません。インターネットを使って、欧米の専用サイトから食品を取り寄せていたほどです。スーパーでは、食品パッケージの原材料欄を一つ一つチェックする。外食では、どのような素材を使っているのかスタッフに必ず尋ねる。そんな日々です。

「パンに頼らずに、おいしく、安く、手軽に、そして楽しく食事するにはどうしたらよいのだろう」

毎日、自問自答をしながら、一日一日、難題に向き合っていたら、私のもとには多くの有効な情報が蓄積していきました。

こうして集めた私の経験と情報とアイデアを、体調不良で悩む人の人生の向上に役立てたい。そう考えて設立したのが、一般社団法人・グルテンフリーライフ協会です。これまでに延べ700人以上の、食生活改善を指導しています。

日本では、いまだにグルテンフリーの認知度がきわめて低い状態にあります。しかし、あきらめる必要はありません。**いつものパンをやめるだけで、体調不良も肥満も解消される。集中力や意欲が増し、日々のパフォーマンスが高まる。肌も若返り、人生にハリが出る。**そんなすばらしい食生活をやる前から手放してしまうのはもったいないのです。

5
あなたがパン好きなのは「グリアジン依存症」のせい

「大好きなパンやラーメンをやめることなんてできない」

パンをやめれば、健康になれる。たとえ、そうわかっていたとしても、大好きなパンやパスタ、ラーメンを食べないことなんて想像できないかもしれません。その気持ちはすごくわかります。なぜなら、**私自身、パンもパスタもスイーツも大好きで、毎日のように食べていた一人**だったからです。

とくにパンは大好きでした。朝食はいつもトーストとクロワッサン。仕事の合間に「疲れたなあ」と感じると、カバンにひそませたコンビニの菓子パンを頬張っていました。パンを食べない人生を自分が送ることになるとは、予想もしていなかったのです。それほど、パンのある生活は、私にとってあたりまえでした。

そんな私が変わるきっかけが、夫でした。

私の夫はアメリカ人です。

夫は、高校生のころから体調が著しく悪化しはじめたといいます。毎日のように下痢をするようになってしまったのです。

不眠にも悩まされました。腸がグルグルと鳴る音が気になって眠れないのです。軽い不眠であれば、睡眠薬を飲むことで熟睡できることもあります。しかし、夫の場合は、睡眠薬が効きません。それほど腸が異常に動き、夫の睡眠を阻むのです。睡眠薬は脳に作用しますが、夫の不眠の原因は腸の異常な動き。これを止めない限り、眠りが邪魔されてしまいます。さらに「脳の霧」にもたびたび襲われました。思考能力が落ちてしまい、ひどいときには、自宅に帰る方向がわからなくなったこともありました。

これほどの症状があるのに、病院の検査結果はいつも「異常なし」。睡眠薬を処方され、「大丈夫だから心配しないように」といわれるばかりでした。

そんな不調を抱えながらも、なんとか生活を成り立たせていたある日、夫は母親から「グルテンをやめてみたら?」という提案を受けます。夫は、「ものは試しだ」とパンやベーグルをやめてみました。すると、症状が急に軽くなっていきました。

夫はようやく体調不良が「グルテン不耐症」からくることを突き止めました。原因がわかるまで、10年間もかかりました。ちなみに、アメリカのシカゴ大学のセリアック病センターによれば、**グルテン不耐症の人が、病気と判明するまで、通常で4年ほどの時間がかかる**と報告されています。

夫の病気が教えてくれたこと

いつものパンをやめて、夫の体調は驚くほどよくなりました。夫が日本に来たのは、そんなときです。日本はお米の食文化。食の環境をガラリと変えれば、さらに体調もよくなるのではないかと、日本で仕事を見つけ、移住してきたのです。

そして数年後、私たちは出会いました。

でも、そのころの私は、大のパン好き。2人でいても、パン屋さんからおいしそうな香りが漂ってくると、引き寄せられるようにお店に入ってしまうほどでした。一方の夫は、パンのある場所に行くのもイヤになっていましたから、私が目をキラキラさせてパンを選んでいる間、店の外で待っていることは、日常茶飯事でした。

朝食にパンを食べないことなど考えられなかった私ですが、毎日、パンとそれ以外の2種類のメニューをつくるのは、とても面倒。気づいたら、私も小麦粉抜きの食事をするようになりました。

小麦粉抜きの食事づくりは、思っているほど大変ではありません。食卓を純和風にすればよいだけだからです。日本ではもともと小麦粉を食べる習慣が多くなかったため、和食から小麦粉を抜くのは、さほど難しいことではないのです。

グルテンフリーをはじめて1週間が過ぎたころでした。

健康だった私にも、心と体に変化が現れました。

もっとも驚いたのは、**あんなに大好きだったパンを、「食べたい！」と思わなくなったこと**です。グリアジンへの依存性が消えたからなのでしょう。ラーメンやパスタも口にしたくなくなりました。「おいしそう」とまったく思わないのです。

グルテンの成分、グリアジンは、依存性があります。あなたが「なんとなく食べたくなって、つい食べてしまう」「食べ出したら止まらない」と日常的に感じているのならば、依存性が高まっている証拠かもしれません。

6

老けない体は、「毎朝のパン」をやめるだけでつくれる

夫との出会いがきっかけになってはじめた、小麦抜きの生活。

さらに続けていると、うれしい変化も感じました。2～3週間が過ぎたころ、周囲から**「肌がきれいになったね」**といわれるようになったのです。

もともと乾燥肌で、肌のつっぱりをいつも感じていました。一度できるとなかなか消えなかったニキビも、まったくできなくなりました。高級化粧品に頼らずに、肌のトラブルは消え、しっとりと、ハリのあるたまご肌を実感できるようになったのです。

感情のコントロールもうまくいくようになりました。不意にイライラすることも、片頭痛もなくなりました。それに伴って、**仕事への集中力も増しました。**

食事を変えて、わずか1カ月後。私の体と心はすっかり生まれ変わっていったのです。

「あなたは食べたものでできている」

「You are what you eat.」

英語でよく使われる言葉で、「食べ物があなたをつくる」という意味です。

あなたは毎日、なんのために食事をしていますか。

おなかを満たすためですか。心を満たすためですか。それも大事でしょう。

しかし、それ以上に重要なことがあります。

毎日の食事とは、「健康な体と心をつくるため」にあるのです。

ところが、食べたものが病気や不調をつくり出すことがあります。あなたが大好きな毎朝のパンが、日頃感じる不調をつくっているのだとしたら……。

私たちは今、食事を見直すときにきているのかもしれません。

これまで小麦抜き生活の効能について、紹介しました。まだ半信半疑かもしれませんね。次の章からは、なぜパンがこれほど不調の原因となるのか。グルテンとはいったい何なのか。医学的なエビデンスを参照しながら、くわしく見ていきましょう。

第2章

小麦の成分
「グルテン」が脳を壊す

1

ネバネバのたんぱく質、「グルテン」が脳に炎症を起こす

「一つの食品を目の敵にし、それさえ抜けば健康になれるというい方をするのはおかしい」

私のもとには、食の専門家を名乗る人たちから、こうしたお叱りの言葉が届きます。そんな声にお答えする意味も込めて、2章ではまず、小麦の構造からお話ししましょう。

左の図をみてください。

小麦の小さな実の中には、「皮部」「胚芽」「胚乳」と呼ばれる部位があります。

「皮部」は、小麦の実を覆う皮の部分で、小麦の約15パーセントを占めます。ここには食物繊維や鉄分、カルシウムが豊富に含まれます。**「胚芽」**は、まさに生命の源であり、種子の内部が生長してやがて芽になる部分。ここには良質なたんぱく質の他、ビタミンやミネラルが集中的に含まれます。小麦の実の約2パーセントを占めます。

小麦・ライ麦・大麦を構成する栄養素

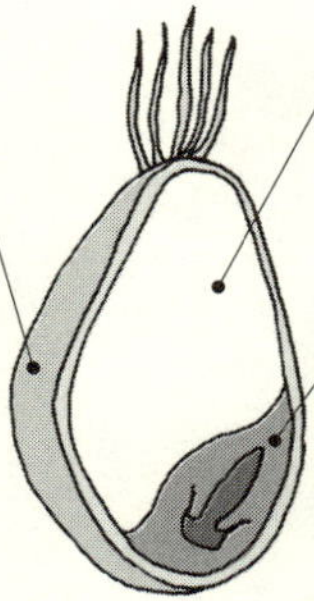

胚乳（約83％）
小麦粉になる部分。
筋肉中や肝臓のグリコーゲン量を増やす炭水化物を多く含み、グルテンやアミロペクチンAを含む
皮部/ふすま
（約15％）
食物繊維、鉄分、カルシウム
胚芽（約2％）
まさに小麦の生命源。
良質のたんぱく質、各種ビタミン、ミネラルを集中的に含む
グルテンの中のたんぱく質成分グリアジン
脳内で麻薬のようなはたらきをする。食欲を司る中枢を刺激

そして**「胚乳」**が白い小麦粉となる部分です。小麦の約83パーセントを占めます。主成分はブドウ糖ですが、グリアジンとグルテニンという2つのたんぱく質も含みます。グリアジンとグルテニンは水を含むと、ネバネバとしたグルテンとなります。

小麦粉とは、小麦の実から皮部も胚芽もとり除き、胚乳のみを製粉したものです。皮部や胚芽をはぎ取った時点で、小麦の良質な栄養素はほとんどが失われています。

小麦粉に残されているのは、糖尿病や肥満の原因となるブドウ糖と、心身の健康を害するグルテンばかり。わずかなビタミンやミネラルも含まれますが、これらはバランスよく野菜類を食べていれば簡単に補えるものです。つまり、**小麦粉をやめることで栄養がかたよる心配はない**のです。

食物アレルギーと何が違うのか？

ではなぜ、グルテンが体の不調を引き起こすのでしょうか。

グルテンは、体内に入り込むと、体の各所で炎症を起こす性質を持っているからです。

たとえば、ある特定の食べ物をとったことで、症状が起きる病気に**食物アレルギー**があります。

アレルギーは免疫機能による反応です。免疫とは、病気を防ぎ、治す人体システムのこと。免疫システムは、「自己」と「非自己」とを選別し、非自己と判断されたものを排除する機能を持ちます。外から風邪のウイルスが入ってくると、免疫システムはウイルスを「非自己」と判断し、風邪ウイルスを退治しようとします。

風邪のときに現れる発熱や咳、鼻水、鼻づまりなどは、免疫細胞のはたらきによって炎症が生じている状態です。そのせいで私たちはつらい思いをします。しかし、炎症は免疫システムがはたらいている証であり、これがあるからこそ、体は病気を治せるのです。

ところが、**免疫システムが誤ってはたらいてしまう**ことがあります。体に害をなさない物質を非自己と判断して攻撃を加えてしまうのです。そのとき、体内の粘膜で炎症が生じます。それによって、いくつかの症状が現れます。これがアレルギーです。

食物アレルギーは、特定の食べ物に含まれるたんぱく質に、免疫システムが反応することで生じます。たんぱく質は、明らかにならないほど、無数の種類があります。何がアレルゲン（アレルギーを起こす物質）となるのかは、人によって異なります。

グルテンは、アレルゲンとなりうるたんぱく質の一つです。体内に入り込めば、場合によっては免疫システムが過剰にはたらき出し、人によっては炎症を起こす原因となります。

グルテンの摂取によって現れる症状は人によって異なります。どこで炎症が生じるのかには、個人差があるからです。

2
肩こり・片頭痛はグルテンが腸に穴をあけたから

最近の研究により、腸に、目に見えないほどの細かな穴があいている人が増えてきていることがわかっています。

腸に細かな穴があくと、グルテンなどのたんぱく質は分解されないまま、腸から体内に漏れ出すことになってしまいます。

どういうことでしょうか。

私たちが食べたものは、炭水化物はブドウ糖に、たんぱく質はアミノ酸に、脂質は脂肪酸やグリセリンに分解され、最小の成分になったのちに腸から吸収されます。

たんぱく質は、20種類存在するアミノ酸が鎖状に連なって構成される化合物です。

そんな大きな栄養素が、体内に入り込むことは、本来はないはずなのです。

腸で行われる「消化吸収」の作業は、食べ物という「非自己」を「自己」につくりかえるはたらきでもあります。腸が体に必要な栄養素をとりこむために、食べ物を最小の成分に分解し、自己物質へと変えているのです。このはたらきを「消化」と呼びます。消化された栄養素は、腸管の表面を覆う腸粘膜をくぐり抜けて体にとり込まれます。そして人体を構成する約37兆個の細胞に届けられます。これが「吸収」です。

つまり、腸の持つ消化・吸収のはたらきとは、免疫機能が反応しないよう、食べ物を自己物質に変えることでもあるのです。

腸に穴があいてしまうと、この機能がはたらかず、グルテンというたんぱく質の体内への侵入を許してしまうのです。

では、いったい何が腸に穴をあけてしまうのでしょうか。

さまざまな原因が考えられています。その一つに、グルテンがあります。

グルテンは水を吸うと、ネバネバとした粘着性を発揮します。これが腸の表面に薄く付着することで、腸は十分にはたらけず、消化と吸収の作業が妨げられてしまいます。

こうなると、腸の表面についたグルテンの消化が進まなくなります。

栄養素が非自己物質のまま存在し続ければ、そこに免疫システムが攻撃をしかけはじめます。

すると、腸の粘膜で炎症が生じます。炎症が長引けば、粘膜細胞で構成される腸壁が傷つきます。粘膜細胞どうしの結合もゆるみます。それによって、粘膜細胞間に隙間ができます。これが、腸にあく小さな穴の正体です。

免疫力の7割が集まる腸

腸は「内なる外」といわれます。腸を含む消化管は、口から肛門まで長い1本の管となっています。みなさんは、「ものを食べる」という行為は、口でしていると考えているかもしれません。しかし、食べたものを実際に体内にとり込むのは腸です。腸に選ばれたものだけが吸収され、それ以外は大便となって体外に排出されます。

つまり、**腸とは体を守る第一の防御器官**なのです。

そのために、腸には免疫力のおよそ7割が集結しています。腸は、人体の最大の免疫器官でもあるのです。実際、腸がしっかりしていれば、風邪を引くことはほとんどなくなります。ウイルスや細菌を腸がブロックし、体内に侵入するのを防いでくれるからです。

しかし、腸の調子が悪いと、この防御機能が十分にはたらかず、病原体の侵入を許すことになります。

しかも、腸に細かな穴があいていたら、どうなるでしょうか。

病原体やグルテンなどの異物が、いとも簡単に侵入してしまうでしょう。体内に入り込んだ異物は、血流にのって体の各所をまわり、そこで炎症を起こすのです。

肩こりや**片頭痛**、**関節痛**など痛みを感じている人は多いでしょう。

そうした痛みも、**腸に穴があいたことでグルテンが各所に飛び、炎症を起こしている**可能性があります。

ある40代の男性は、慢性的な肩こりに悩まされていました。営業の仕事で毎日、重いかばんを持って外回りをしているためだと思っていました。

しかし、ストレッチやマッサージをしても、翌日になれば再び肩にだるく重い痛みが走ります。ある日、本屋さんで立ち読みをしていて、グルテンと痛みの関係について知ったといいます。彼は、昼食のうどんやラーメン、仕事あがりのビールをやめ、**小麦抜き**の食生活に変えました。すると、あんなにしつこかった肩こりが消えていったそうです。こうした経験をされる方は非常に多いのです。

3
「品種改良」でグルテンの量は40倍に！

なぜ、小麦によって体調を崩す人が、これほど増えているのでしょうか。

小麦は人類最古の作物の一つといわれています。

歴史をたどれば、およそ1万年前にはすでに栽培が行われていたとされます。

そのころはまだ、実のままを炒ったり煮たりして食べていました。小麦粉にして調理されるようになったのは、だいたい5000年ほど前だろうといわれています。日本では、弥生時代の中〜末期ごろから栽培がはじまったとされます。本格的に栽培されるようになったのは江戸時代に入ってからです。一方、欧米では、パンやパスタを主食として食文化が発展してきました。

それなのに、なぜ現代になって、小麦が悪さをするようになったのか……。

その答えは、私たちが食べている小麦が、昔の人たちが食べていた**古代小麦とはまっ**

たく違うものだからと考えられています。

近年の品種改良の技術によって、現代の小麦は古代小麦の約10倍もの生産性を持つまでに生まれ変わりました。

古代小麦と比べて背が低く、茎が太いので、風雨によって茎が折れることはなくなりました。病気や日照り、高温にも強く、天候の影響を受けにくい性質も持ちます。人が育てやすいよう除草剤に強い性質もあります。一方では、人工肥料や有害な生物の排除のための農薬がなくては、育たない側面を持ちます。化学的な援助がなければ生長できないのです。

特筆すべきは、**グルテンの量が約40倍も多くなっている**ことでしょう。

これによって、フワフワでやわらかいパンが焼けるようになりました。同時に、脳の依存性を高めるグリアジンの含有量は増大し、腸の機能を損なわせる粘着性も高まりました。

大幅な品種改良によって生まれた**現代の小麦**は、世界の生産量の99パーセント以上を占めていると推計されています。

添加物だらけの食べ物が、腸を壊す

腸に穴をあけてしまう原因は、グルテンだけではありません。

その多くは、私たちの食事や生活にあります。

たとえば、現代はストレス社会といわれて久しく、日常的にストレスを感じている人も多いでしょう。

ストレスが腸に与える害も大きいものです。

人がストレスを負うと、ストレスホルモンが分泌されて腸のはたらきを鈍らせます。

腸のはたらきが悪くなると、腸内環境が悪化します。悪玉菌が異常繁殖し、善玉菌の数が減ってしまうのです。

腸の粘膜細胞は、2～3日間で新しいものへと入れ替わっています。この腸粘膜細胞の生成に、腸内細菌が関与しています。腸内環境が乱れて悪玉菌が優勢になっていると、粘膜細胞の生成がうまくいかなくなってしまうのです。こうした原因によって、腸細胞間の隙間が生じることになります。

また、真っ白に精製された炭水化物（白米や小麦粉食品など）、食品添加物、農薬、薬などの医薬品、アルコール、カフェイン、たばこなども、腸に穴をあける一因になります。

さらに、暴飲暴食による腸への過度の負担や、睡眠不足も、腸の健康を著しく損なわせます。こうした原因のいくつかがからみ合って、腸に細かな穴をあけてしまうと考えられています。

こうして見ると、大切なことに気づきませんか。

腸の健康を損なう原因のすべてが、文明社会の産物であることです。

私たち人間は、生活を便利に、快適に発展させてきました。食べるものは安く手に入ります。お湯を注ぐだけ、電子レンジでチンするだけ、蓋をあけるだけで食べられるものもあふれています。

そんな手軽さを支えているのは、何でしょうか。

保存料や**安定剤**、**増粘剤**、**酸化防止剤**、**着色料**、**香料**、**合成甘味料**などの食品添加物。大量の農薬をかぶって見た目がきれいに育つよう品種改良された農作物です。

高度な科学技術でつくられている飲食物に、人間の体が追いついていない。だからこそ、それが腸に甚大な悪影響を与えてしまっているのです。

4 パスタやラーメンが認知症をつくる

グルテン不耐症の症状に、「頭痛」や「脳の霧」があります。

頭痛は、多くの人が日常的に感じている不快症状の一つです。日本頭痛学会によれば、**日本人の4人に1人が頭痛に悩んでいる**と推計されています。もしかしたらグルテンが起こしているケースも含まれているかもしれません。

なぜ、グルテンの害は脳に及んでしまうのでしょうか。

そもそも脳では、「血液脳関門」といって、有害な物質が脳に入り込まないようなシステムがはたらいています。血液から脳へと入れるのは、この関門を通過できる分子量の小さなものや、通過を許されているものに限られます。

つまり、アミノ酸などきちんと分解された栄養素は脳に届けられますが、グルテンなど粒子の大きなたんぱく質は、脳に入り込むことはないのです。

それなのになぜ、グルテンは、脳に悪い影響を与えるのでしょうか。

答えの一つに、免疫システムがあります。

グルテンなどの異物が血液中に入ってくると、免疫システムはいっせいに攻撃を加えます。そのとき、**大量の活性酸素**が発生します。

活性酸素は、酸化力の強い物質です。

酸化とは、劣化することです。鉄が酸化するとボロボロになり、リンゴが酸化すると赤茶に変色します。これらの酸化は酸素の起こすものですが、活性酸素はそれよりもはるかに強い酸化力を発揮します。

活性酸素が過剰に発生すると、今度は体内の細胞まで酸化させてしまうのです。体の細胞が酸化すると、さまざまな不具合が起こります。たとえば、老化が進みます。また、**活性酸素の害は、がんや糖尿病などの生活習慣病の要因**になっていることも、わかってきています。

グルテン不耐症やセリアック病の人が、それとは知らずにグルテンを摂取していれば、免疫システムが反応し、日常的に大量の活性酸素が発生し続けることになります。

脳の健康を保つために、免疫細胞は重要です。

しかし、グルテンを摂取することで、活性酸素が大量に発生し、脳細胞を酸化させる要因ともなるのです。

活性酸素で脳が炎症を起こす

脳は人体の中でとくに酸化しやすい性質を持ちます。

人間の脳は水分を除くと、約6割が脂質であり、約4割がたんぱく質で構成されています。脂質とたんぱく質は、人体を構成する成分のなかで、もっとも酸化しやすい性質を持っているのです。

細胞が免疫細胞の攻撃を受けるとき、炎症が生じることは前述しました。その**炎症が、さまざまな不快症状や疾患の原因**となっています。

脳も同じです。脳の細胞が活性酸素の害にさらされると、炎症が生じます。それが頭痛や「脳の霧」の原因となっていると考えられているのです。

実際、頭痛を起こしているグルテン不耐症患者の脳をMRIでスキャンしたところ、炎症による変化を撮影できたとする論文が、世界5大医学雑誌『ランセット』に掲載されたこともあります。

最近では、認知症と活性酸素の関係もわかってきています。

脳の萎縮《いしゅく》が原因とされるアルツハイマー型認知症では、脳にいくつものシミが見られます。脳細胞が活性酸素にさらされて、たんぱく質が変異し、「アミロイドβ」というたんぱく質のゴミや、「タウたんぱく」という物質が脳にたまって生じているものとされます。

これらの**ゴミたんぱくが神経細胞のネットワークを壊し、記憶障害などの症状を引き起こします。**つまり、認知症のおおもとには活性酸素があるのです。

ただ、活性酸素の害に対して、人体は無策ではありません。人の体内にはいくつもの抗酸化物質が存在していて、活性酸素を消去するしくみが整っています。

ところが、活性酸素の発生量が、人体の許容範囲を超えて過剰になってしまうと、抗酸化物質のはたらきだけでは追いつけなくなります。その異常な状態をつくり出す一因として、グルテンの摂取があることを忘れないでください。

5

パンから米に変えただけで、情緒が安定する

グルテンが脳へ与える影響は、認知症や頭痛にとどまりません。

最近では、**自閉症やＡＤＨＤの症状の悪化**にも、グルテンが関与している可能性が疑われています。

アメリカでは、自閉症の急増が、社会問題化しつつあります。２０００年には150人に１人とされていた発症率が、２０１２年には68人に１人にまで急増しました。わずか10年のうちに、２倍以上の数字を記録するまでになっています。

なぜ、自閉症の発症率が急激に高まっているのでしょうか。

さまざまな理由が考えられています。自閉症に対する社会的な認知度が高くなっていることや、診断基準が変わったことも、人数が増えている一因と考えられています。

しかし、それ以上に問題とされているのは、食事のあり方です。

さらにいうならば、グルテンの過剰摂取です。

アメリカではすでに、自閉症やADHDに対するグルテンの関与が問題とされ、改善のための栄養指導も行われています（自閉症やADHDの場合、グルテンとともに乳製品に含まれるカゼインも問題視。カゼインについては、第5章で説明します）。

栄養指導によって、自閉症やADHD特有の問題行動がおさまり、情緒が安定したという報告を数多く見ることができます。しかも、学習意欲が高まったり、社交的になったり、運動能力が高まったりする子も多いようです。

もちろん、すべての子が食事を変えるだけで、症状が改善しているわけではありません。ただ、**グルテンをとらない食事療法によって、薬に頼らなくても改善していく子どもたちが大勢いる**のは事実です。その事実に、私たちは目を向けていくべきではないでしょうか。

自閉症や発達障害は食事で治る

日本でも自閉症やADHDの子どもたちは増えています。

現在では、1クラスに約1～2人は発達障害の子どもがいるとも推計されています。

ところが、多くの小中学校ではいまだに月の半分は、パンや麺類が給食に出ています。揚げ物やカレーなど、おかずに小麦粉を使う日を加えれば、小麦粉のない日はほとんどないかもしれません。しかも、牛乳は毎日、出されます。

『給食で死ぬ!!』（大塚貢・西村修・鈴木昭平共著　コスモ21）という本があります。著者の大塚先生は中学の校長をされたのち、町の教育長を務められた人物です。

大塚先生が校長として勤務された中学校は、生徒の非行のすさまじい問題校でした。学校改革策の一つとして、先生は給食を変える努力をされました。パン食、おかずは肉、食品添加物を含む食材や調味料を多用する給食から、米中心、魚は頭から丸ごと食べる給食に変えていったのです。それは大変な努力を要することでした。

しかし、大塚先生の努力は、間もなく大きな実を結びます。**非行に走る生徒が減り、生徒たちの情緒が安定し、ついには学力優秀な学校に変わった**そうです。

6

脳が壊れる危険もあるセリアック病

グルテンが起こす疾患は、もう一つあります。ここまで何度か病名の出てきたセリアック病です。

セリアック病は、「自己免疫疾患《じこめんえきしっかん》」の一つに数えられます。

自己免疫疾患とは、免疫システムが誤って自らの組織を攻撃してしまう、免疫系の病気です。

セリアック病は、小腸の損傷が原因で起こります。グルテンが分解されないまま体内に入り込むと、体はそれを異物と認識します。そのとき、腸の免疫システムが誤ってはたらき、自己組織である小腸の絨毛《じゅうもう》を攻撃してしまうのです。

絨毛とは、小腸の表面を覆う細かな毛のような突起のこと。栄養分を吸収し、腸の内容物を先へと送るはたらきを持ちます。小腸は約6～7メートルの長さですが、絨毛をすべて広げるとテニスコート（約２００平方メートル）もの広さになるといわれています。セリアック病になると、この絨毛に炎症が生じてしまうのです。

セリアック病の主な症状としては、腹痛や膨満感、疲労などがあります。

とくに連日のように下痢が続くので、腸からの栄養吸収が悪くなります。栄養失調の状態が続き、痩せすぎてしまう人もいます。

反対に、便秘になる人や、腸が正常にはたらかないために肥満になる人もいます。

表に出てくる症状が個人によってまったく違うことも、セリアック病の診断名がつきにくい原因です。だからといって、放置したままでは、非常に危険です。

セリアック病を発症すると、栄養の吸収がきちんと行われなくなるため、脳を含めた器官に栄養がしっかりと届かなくなります。その状態が長期化すると、臓器に支障が生じてしまうのです。

実際、慢性疲労や貧血、骨粗しょう症、皮膚炎、不妊症、無月経、てんかん症状などは、セリアック病でよく見られる症状です。また、頭痛や「脳の霧」など、脳にも症状が出ることもめずらしくありません。

なお、現代の一般的な医学では、自己免疫疾患であるセリアック病と、グルテン不耐症は区別して考えられています。

一方、グルテンの害を研究する専門家の間では、セリアック病はグルテン不耐症がより重症化したケースだとする見方もあります。

アメリカでベストセラーになった『「いつものパン」があなたを殺す』(三笠書房)の著者、神経科医デイビッド・パールマター氏は、その著書の中で、セリアック病とグルテン不耐症の関係について**「セリアック病とは、グルテンに対するアレルギー反応によって、とくに小腸へのダメージがあったときに生じる疾患だ」**と記しています。

飢饉《ききん》になると病気が消えた

セリアック病は、現代にだけ見られる疾患ではありません。

セリアックとは、ギリシア語で「腹腔の」という意味。古代ギリシア時代の起源1世紀ごろにはすでに、腸の病気として知られていました。

しかし、原因は長いことわかりませんでした。明らかになったのは、1940年代のことです。

第二次世界大戦時の1944~45年、ナチスドイツの侵略によってオランダの一部ではひどい食糧難に陥りました。

飢饉のとき、人々の間では、パンや粉類の入手が困難となります。すると、セリアック病の子どもたちの死亡率が著しく低下したのです。ところが、食糧難がおさまり、再びパンを食べる生活がはじまると、セリアック病の子どもたちの死亡率はもとの状態に戻ったといいます。

この変化に気づいたのは、オランダの小児科医であるウィレム・カレル・ディッケ博士でした。これをきっかけに研究が進められ、セリアック病と小麦との関係がようやく明らかにされました。ただ、セリアック病やグルテン不耐症が昔からあった病気だったとしても、現代ほど患者数は多くありませんでした。

セリアック病の診断は、氷山の一角ともいわれます。ある統計によれば、アメリカでは**セリアック病の、およそ97パーセントもの罹患者に診断がつけられていない**と見られています。それほど多くの人が、**体調不良の原因を知らずに今日もパンを食べているの**です。

7 パンには「ヘロイン」のような禁断症状がある

私の知人でグルテンフリーをはじめた女性がいます。

健康とダイエットのためにと、はじめました。

2週間を過ぎ、体重が3キロ減りました。かつては疲労感が強く、イライラすることも多かったのですが、それもなくなってきたと感じています。駅の長い階段を、息を切らさずに上れるようになったそうです。

「もっと続ければ、さらによい効果を体感できそうです!」

そう彼女はいいます。しかし、ここで大きな問題が発生します。

家族が、なかなか受け入れてくれないのです。

子どもたちは「お母さんが小麦を抜くと、パンもカレーもラーメンも食べられないからイヤだ」と怒り、夫は「いつまでおまえのブームにつきあわせるつもりだ」と嫌味をいうのだそうです。

なぜ、私たちはそんなにも強く小麦粉食を求めてしまうのでしょうか。

グルテンをやめようとすると、「パンを食べたい」「パスタを食べたい」「クッキーを食べたい」と強く思う禁断症状が出ます。

「やめなきゃ」と思うほど食べたくなってイライラし、一口食べると気持ちが落ち着きます。お菓子を口に入れている間は気分が高揚し、日常のいやなことを忘れられるという人もいます。実は、そんな**禁断症状をグルテンフリー実践者の約3割の方が経験**しています。

脳に中毒性を起こす成分

グルテンを断とうとすると、なぜ禁断症状が起こるのでしょうか。

『小麦は食べるな！』（白澤卓二訳　日本文芸社）の著者ウイリアム・デイビス医師は、こんなふうに説明しています。

グルテンは胃腸で消化されると、ポリペプチド化合物に分解されます。ポリペプチドとは、アミノ酸が10個以上結合した化合物で、たんぱく質よりも分子量が低いものを呼びます。小麦ポリペプチドは、血液脳関門を通過できる性質をもともと持っています。脳に侵入すると、脳に存在するモルヒネ受容体と結合します。

その結果、**グルテンをとると気分が高揚し、多幸感が生じる**というのです。こうして**グルテンの中毒症状**が起こります。

反対に、グルテンの中毒症状を正すために、薬の力を使って脳の作用を遮断したり、グルテンを摂取しなかったりすると、脳は不快感を覚えるようになります。

こうした話を知っても、「小麦がまさかヘロインのように脳ではたらくなんてありえない」と思う人は多いでしょう。

では、「今日から、パンやラーメン、ケーキなどのスイーツをいっさいやめてください」といわれたらどうでしょうか。

中毒症状の出ている脳は、決してそれを受け入れてくれないでしょう。「そんなことはムリ」と脳が拒否し、ひどい不快感をもつのではないでしょうか。それこそ、40倍のグルテン量となった「現代の小麦」の恐ろしい中毒性なのです。

8 小麦の症状はすぐに出るとは限らない――遅発型アレルギー

「もしかしたら、私もグルテン不耐症かもしれない」

ここまで読み進めてきて、そう感じた方も多いかもしれません。

そんな人ほど、次の章から紹介するパン抜き生活を試してみてください。

そのときに、気をつけてもらいたいのは、症状とパンの害を結びつけることは難しいということです。グルテンの症状は、遅発型であることが多いからです。

現在、アメリカでは、133人に1人の割合でセリアック病の患者さんがいると推計されています。グルテン不耐症の患者さんはさらに多く、20人中に1人です。

しかし、診断されている人はわずかです。

ほとんどの人が、**心身の不調に悩みながらも、何が原因かもわからず、日常を過ご**

しています。私の夫が原因の判明まで10年間もかかったように、多くの場合、診断されるには時間がかかります。

なぜ、症状とグルテンを結びつけるのが難しいのでしょう。

第一に、グルテンが心身に与える害について、医師がわかっていないという問題があります。夫が医療機関を受診したときに、セリアック病やグルテン不耐症のことを伝えても、首をかしげる医師が少なくなかったといいます。

今後、日本でも、潜在的な患者さんはますます多くなることでしょう。小麦粉食が日本の食卓に深く浸透しているからです。多くの人は、1日3食、小麦の入った食品を日常的に食べ続けています。

朝はパンやコーンフレークなどのシリアル食品、お昼はパスタやラーメン、うどんをすすり、夜は唐揚げやコロッケ、ハンバーグ、餃子、カレー、シチューのような小麦粉を使った料理にする。

先日、ある健康番組を見ていて、とても驚いたことがありました。

「日本人は塩分をとり過ぎている。塩分を減らすには、朝食にグラノーラがよい」

医師がそうテレビで話していたのです。

朝食にグラノーラはおすすめできるのでしょうか。

グラノーラは、穀物加工品やドライフルーツなどを、シロップと植物油を混ぜてオーブンで焼いたシリアル食品の一つです。食物繊維やミネラルを豊富に含み、牛乳やヨーグルトをかけるだけで食べられるため、朝食に食べる人は多いでしょう。

しかし、グラノーラには小麦粉が使われています。大麦やライ麦も入っています。**シリアルを朝食にとって、朝から下痢や腹痛を起こす**人も多いはずです。テレビ出演するほど有名な医師であっても、グルテンの害について知らないのかと驚いた出来事でした。

日本アレルギー学会は認めていない

グルテン不耐症が本人に認識されにくい第二の理由は、遅発型のアレルギーであることです。アレルギーには、摂取後わずか数分のうちに症状が現れる「即時型」と、時間が経ってから症状が現れる「遅発型」があります。

小麦アレルギーは即時型のアレルギーです。小麦に含まれるたんぱく質そのものに反応が現れます。少量でも摂取すればすぐに発症します。激しい症状が全身に生じ、息苦しさや血圧の変動によって意識障害を起こすこともあります。生命にかかわる危険な状態を**「アナフィラキシーショック」**と呼びます。

小麦アレルギーの場合、アナフィラキシーを起こす危険性が高いため、わずかな量の小麦でも口に入れないよう、厳密な管理が必要となります。本人にとっては大変な疾患です。ただ一方で、アレルゲンが明確なので、何を避ければよいか、本人も周囲もわかりやすいという一面もあります。

これに対して、**グルテン不耐症は遅発型フードのアレルギー**です。人によっては、少量では発症しない場合があります。摂取後、数日が経って、症状が現れることさえあります。こうなってしまうと、何が原因で症状が起こっているのか、本人も医師もわかりにくいという事態が生じます。

また、遅発型のアレルギーの場合、日本アレルギー学会が認めていないという現状もあります。健康保険が適用されないため、遅発型のアレルゲンを調べるための血液検査を受けると、高額な費用がかかってしまいます。なお、日常的に食べている食品は数値が高く出てしまうなど、検査の精度にも問題があるともいわれます。

学会は、遅発型アレルギーの検査に対して「科学的根拠がない」とし、「誤った診断による食事制限は、低栄養などの健康被害を招くおそれがある」として注意を呼びかけています。

こうしたことも、グルテンの情報が日本で広まらない背景としてあるかもしれません。

知らず知らずに食べている

ここで加工品も含めた注意したいグルテン食品を並べてみましょう。

□ 肉料理（ハンバーグ・ハム・ソーセージ・ベーコン）
□ 魚肉練り製品（かまぼこ・はんぺん・ちくわ・なると・カニカマなど）
□ 調味料（味噌・醤油・みりん・料理酒・マヨネーズ・ケチャップ・マスタード・ウスターソース・バーベキューソース・カレーやシチューのルー・一部のドレッシング・パン粉）
□ 加工チーズ（プロセスチーズ）
□ シリアル・グラノーラ・クスクス（パスタの一種）・そば（十割そばを除く）

□揚げ物・フライドチキン・フライドポテト（ファストフードやレストランでは同じ鍋で揚げている）

□ケーキ・クッキー・ドーナツ・マフィン・ベーグル・スナック菓子・アイスクリーム（クッキー入りなど）・キャンディー・かりんとう・麩《ふ》菓子

□ビール・ウイスキー・スコッチ・バーボン・一部のウォッカ・麦焼酎・麦芽飲料・シリアル飲料

これだけのものが食べられないとなると、いったい何を食べたらよいのか。途方に暮れる人も多いかもしれません。

しかし、**少しの注意と正しい知識さえ持っていれば、食生活を楽しむことは可能です。低栄養になることもありません。**では、具体的にどうすればよいのか。実践の仕方を次の章から紹介していきましょう。

第3章

痩せる！　若返る！
人生が変わる
パン抜き生活【基本編】

1

絶対にパンをやめられない人におすすめの方法

「パンをやめよう！」

そんなことをいわれても「想像できません！」と否定的な気持ちがわいてくるでしょう。

安心してください。難しいことはありません。

実践者の方が口を揃えていうのは、少しの間だけ我慢できれば、依存症が消えて、食べたいと思えなくなるということです。

以前、一緒に仕事をしたフリーの編集者の女性の話です。

彼女はパンが大好きで、毎朝サンドイッチのお弁当をつくってはランチに食べていたといいます。私と一緒にグルテンフリーの本をつくることになっても、「自分には絶対にムリ！」とかたくなでした。

それでも、私の話を聞くうちに「とりあえず2週間」と期間を区切って、チャレンジしたそうです。すると2週間後、彼女にとっては思ってもみない変化が現れました。あんなに毎日食べたくてしかたなかったパンを、口にしたいとまったく思わなくなったのです。彼女にとっては、意外な感想でした。

ここで大切なことがあります。

小麦抜きの生活を実践するには「小麦をやめる！」と大きな決断をするのではなく、1食1食、小麦を食べなくてすむメニューを考えていくようにすることです。

とにかく14日間、小麦を口にしない食事を積み重ねましょう。そして14日後に、はじめる前と、今の体調や心の状態を観察してみてください。

体の声に耳を傾ける

変化の現れ方は人によって異なります。セリアック病やグルテン不耐症の人は、たった3日で劇的な変化を感じられるでしょう。

私の知人の女性は、小麦を抜くようになって、思考の乱れがなくなったといいます。

彼女はまだ40代なのに、車の運転で、ブレーキのペダルが右か左か、わからなくなることがあったそうです。週に何回も運転しているのに、運転席に座るとなぜか「あれ？どっちだったかな」と判断力が鈍ってしまうのです。危険を自覚しつつも、普段の生活から車を手放せず、誰にもいえずにいました。それがすっかりなくなったといいます。

セリアック病やグルテン不耐症でない人であっても、**14日間続けるうちに、「体重が減る」「肩こりが消える」「体のむくみが解消される」「疲労感が薄らぐ」「肌が整う」**といった変化を感じられると思います。そうした体の声に耳を傾けてください。

禁煙に似ている

グルテンの依存症がおさまり、禁断症状が消えるまでの期間は、人によって異なります。２週間でおさまる人もいれば、１～２カ月間かかる人もいるでしょう。禁断症状が消えれば、パンなど小麦粉食品への興味が自然と失われます。

禁断症状が消えるまでの過ごし方は、禁煙と似ています。

禁煙経験者の方は、よくわかると思います。禁煙中、がまんしきれずに１本でも吸えば、再びスモーカーに戻ってしまいます。しかしニコチン依存症がおさまれば、「なぜ、あんなものを……」と不思議に思うはずです。

グルテンフリーも同じです。「パンを食べたい」という禁断症状があるうちは、小麦粉食品を口にしないようがんばってみてください。脳が依存症から脱すれば、小麦粉食品への興味は失われ、「食べたい」と思わなくなります。

そうなったら今度は、試しに一口、大好物だったパンを食べてみてください。どう感じるでしょうか。食べたあとの感覚を観察してみてください。

「なんでこんなものをおいしいと感じていたのだろう」

禁断症状が消えたあとに、小麦粉食品を口にすると、多くの人はそんな感想を漏らします。あなたも感じたならば、グリアジン依存症を脱した証拠です。

体調の変化にも意識を向けてください。

依存症を脱したあとにグルテンを摂取すると、体調の悪化を感じやすくなります。

疲労感や胃もたれ、胸焼けなどの不調を感じたならば、グルテンが体質にあっていないことを示しています。こうした人は、グルテンフリーを継続することによって、さらに健康が増し、パフォーマンスの向上を期待できると考えられます。

2

運動だけでは最高の体は手に入らない

私が、グルテンフリーで効果を感じたのは、1週間を過ぎたころでした。私の場合は、グルテン不耐症の夫につきあってはじめただけでしたから、自分自身の変化にはあまり期待をしていませんでした。

ところが1週間を過ぎると、肌の状態がよくなり、体も軽くなったように感じ、「なんかいいかも」と思えるようになりました。2週間を過ぎたころには、以前の自分との違いをはっきりと実感し、1カ月が過ぎると「私ならなんでもできる」と大きな意欲がわいてくるようになりました。

もしもあなたが、セリアック病や小麦アレルギーを持っているかどうか、症状はどの程度なのかを明確に知りたいのならば、医療機関にて**「抗体検査」**を受ける方法があります。

ただし、前述のように、日本だけでなく欧米のアレルギー学会は、科学的な根拠に乏しいと、この検査を公式に否定しています。一方、医師の中には有効性を認める人もいます。どう判断するのかは、検査を受ける側の判断となるでしょう。

こうした**高額な検査を受けなくても、グルテンフリーがあなたに変化をもたらすかどうかを判断する方法はあります。**

まずは2週間実践してみることです。

お試し期間中は、いっさいのグルテンをとらないようにします。「朝食だけはパンをやめるけれども、夕食の餃子やハンバーグなどはよいことにする」といった中途半端なスタイルでは、効果があるかどうか体感しにくくなります。

お試し期間を経て、なんの変化も感じない人もいるでしょう。その場合は、グルテンフリーはあなたの心身にフィットする健康法ではないのかもしれません。グルテンフリーライフ協会を主宰する私ですが、グルテンフリーが万能というつもりはありません。体質には個人差があり、何が健康増進によいのかも人によって違います。

「なんだ、なんの変化も起こらないじゃないか。やって損した」

そう思ったのならば、大事にしまっておいたクッキーを、再び食べればよいのです。

しかし、2週間後に変化を体感したのならば、グルテンフリーは、あなたの人生を変える大きなチャンスになるかもしれません。そのことをたしかめる2週間です。どんな変化があなたを待っているのか、楽しみながら挑戦してください。

あなたが最高の自分になりたいと願うなら

グルテンフリーが日本で知られるようになったのは、世界屈指のテニスプレーヤー、ノバク・ジョコビッチ選手の著書『ジョコビッチの生まれ変わる食事』（三五館）の力が大きいでしょう。

ジョコビッチ選手もグルテン不耐症です。しかし、それとわかる前は、幼いころから毎日のようにパンやピザ、パスタを食べ続けていました。テニス選手になってからも、グルテンをとる食事をあたりまえのように続けていましたが、ある栄養学者との出会いが彼を変えます。試合中にたびたび体に異変を起こし、パフォーマンスが安定しない原因が、グルテンにあると見つけ出してくれたのです。

ジョコビッチ選手は、グルテンをいっさい抜くことで、体重が5キロも減りました。毎日トレーニングに明け暮れ、鍛えぬかれた体から5キロも体重を落とすのは、大変なことと思われます。しかし、グルテンフリーを実践するだけで、苦もなく体重が減り、かつてないほど健康で強靭な体になったといいます。

グルテンフリーをはじめてからわずか18カ月後、ジョコビッチ選手は世界ランキング1位に上りつめます。そのために彼が変えたのは、トレーニングプログラムでもなく、コーチでもなく、プレースタイルでもありません。たった一つ、食事を変えただけ。グルテンフリーの実践が、世界一のプレーヤーという栄光をつかみとれるほど最高の体をつくり出したのです。

そんなジョコビッチ選手と同じチャレンジを、あなたはこれからはじめようとしているのです。ジョコビッチ選手は著書の中でこんなことをいっています。

「正しい食べ物を選ぶということは、単に肉体的スタミナにつながるだけではない。忍耐、集中力、前向きな態度にもつながるのだ（中略）。**正しい食べ物によって、私は人生のあらゆる場面で最高の次元に達することができる**」

「あなたが望みうる最高の自分になりたいと願うなら、私が勧められることはこれしかない。まずは、食べ物を変えることからはじめてみてはどうだろう」

3

パンをやめたら、半年で12キロ痩せた

ダイエットを目的として、パン抜きの食生活を実践する人も大勢います。

いつものパンをやめると、太っている人は体重がするすると落ちます。2週間で3キロ減ったという体験談はよく聞くのは、よく聞く体験談です。めずらしいことではありません。

ダイエットのあとのリバウンドもなくなり、ベストの体重維持が楽になります。

私自身もパンを食べていたころは、ついつい食べ過ぎたり、パンやクッキーをつまんでしまったりしてしまい、体重があっという間に増えていました。しかし、今は体重に気をつかうことも、**「痩せなきゃ」と努力することもなくなりました。**パンや小麦食品の持つ依存症から脱したことで、食欲のコントロールができるようになったからです。

健康本ではよく「腹八分目」のすすめが紹介されています。

しかし、パンの依存症（グリアジン依存症）になっている人には、腹八分目でやめるのは難しいかもしれません。おなかがいっぱいになっても、「もっと食べたい」と脳がしつこく指令を出してくるからです。

パンを抜けば、依存もなくなるので、太る心配もなく、太っている人は体重を減らすことができます。想像してみてください。つらい我慢ナシで、ワンサイズ小さい服が着られるようになったら……。それだけで日々の気分は向上するのではないでしょうか。

一歩踏み込んでお話ししましょう。

小麦の約7割は、でんぷんからできています。でんぷんとは、ブドウ糖が連結した複合糖質のことです。複合糖質は、ブドウ糖の連結のしかたによって、性質や消化の速度が違ってきます。

小麦のでんぷんに含まれる複合糖質は、約75パーセントがアミロペクチン、約25パーセントがアミロースとされます。

アミロースは消化の速度がゆるやかなのが特徴です。ところが、小麦に含まれるアミロペクチンは急速にブドウ糖に分解され、血液中に流れ出します。そのため、**小麦食品を食べると、血糖値が急上昇してしまう**のです。

小麦のアミロペクチンは、もっとも血糖値を上げやすい性質を持ちます。**「スーパー糖質」**と呼ばれるほどです。ジャガイモや白米なども血糖値を上昇させやすい食品として知られていますが、それ以上に小麦食品は血糖値を上げてしまうのです（豆類に含まれるタイプは、消化されにくい種類であるため、血糖値の急上昇を招きません）。

小麦の「スーパー糖質」が脂肪になりやすい理由

血糖値が高い状態が続くと、体重が増えます。

なぜでしょうか。

体内にブドウ糖が入ってくると、インスリンというホルモンが膵臓《すいぞう》から分泌されます。インスリンは、ブドウ糖を細胞にとり込むホルモンです。食後の血糖値が高くなると、インスリンの分泌の量も増えます。こうなれば、細胞にとり込まれるブドウ糖の量も多くなります。

細胞にとり込まれたブドウ糖は、エネルギーとなって消費されます。しかし、消費されなかったぶんは、脂肪となって蓄えられます。

このため、**血糖値を高くする食品ほど、脂肪を増やす原因**となります。

さらに、小麦粉には血糖値を急上昇させるという性質があります。血液中のブドウ糖量が急激に多くなると、インスリンの分泌量もいっきに増えます。すると、今度は血糖値ががくんと落ちてしまいます。いわゆる「低血糖」の状態です。

低血糖になると、脳は「食べろ」という緊急信号をどんどん発します。その信号にしたがわないと、イライラしたり、怒りっぽくなったり、疲労感を強く感じたりなどの精神症状が現れます。脳がなんとかして糖質をとらせようとしているのです。こうなると、もはや食欲のコントロールはききません。

小麦粉食品を食べていると、血糖値の急上昇と急降下をくり返すことになります。そのたびに、体は脂肪をどんどん蓄え、脂肪は、おなかまわりについていくのです。

悪循環を断つには、小麦粉食品を口にしないことがいちばんの方法。

小麦粉食品をやめて、半年で12キロ体重を減らし、ぽっこりおなかが解消されたという男性もいます。

4

「一生のおつきあい」とあきらめた糖尿病が治る

日本人は、遺伝的に糖尿病になりやすい体質を持っているといわれます。

古代からくり返される飢餓を生き抜いてきた私たちは、摂取エネルギーが少量であっても生きのびられるよう倹約遺伝子を保持しています。なので、食べ物があふれた飽食の生活には体が慣れていないとされます。摂取エネルギーが多くなってしまうと、インスリンのはたらきが追いつかずに、糖尿病を発症しやすくなるのです。

糖尿病を起こすのは、インスリンの分泌が少なくなったり、はたらきが悪くなったりするためです。もともと糖尿病になりやすい民族でありながら、過度のエネルギー摂取や暴飲暴食、運動不足やストレス過剰な生活をすると、インスリンの反応が著しく低下します。これによって、糖尿病が起こります。

しかし、現代人に糖尿病が増えている理由は、それだけでしょうか。

ウエストにぜい肉を蓄えたぽっこりおなかの人ほど、糖尿病は発症しやすくなることは明らかです。ぽっこりおなかは、小麦の摂取量が多い人の特徴でもあります。欧米では**「小麦腹」**とも呼ばれています。

小麦は、腹部のぜい肉を増やす作用を持つ食品です。**パンやパスタ、うどんは、ぽっこりおなかをつくるだけでなく、糖尿病の危険性を高めてしまう**ことにもなるのです。

戦後、日本人の小麦の摂取量は急激に増えました。戦前はきわめて少なかった小麦の消費量は、現在、一人当たり年間およそ33キロにもなるとされています。食パン1斤の小麦粉量が250グラムとすれば、128斤にもなります。

一方、糖尿病の患者数は、戦前は多く見積もっても50万人だったとされます。ところが、2014年の厚生労働省の調査結果によれば、糖尿病の患者数は316万6000人にも上ります。この数は、前回調査（2011年）より46万6000人も増え、男性の6人に1人、女性の10人に1人に該当するほどです。

糖尿病の患者数と小麦の消費量の推移を、単純に結びつけることはできないでしょう。しかし、血糖値に対する小麦の作用を見れば、両者の関係性は注目に値するものではないでしょうか。

糖尿病になると、医療者からは厳密な食事制限をすすめられます。糖尿病になっている方は、ご存じでしょう。80キロカロリーを1単位として、その人の身長から1日何単位分を摂取してよいのか、計算しながら食事をします。食事が算数の勉強のようになると、とたんに味気ないものに変わります。

一方、糖質制限は、実践が難しい面を持ちます。小麦だけでなく、お米や根菜、果物など、糖質を多く含むものの飲食が制限されるからです。

小麦を抜く食事療法のほうが、日本人には合っているのではないでしょうか。厳しい食事制限をしなくても、毎日お米を食べても、グルテンを断つだけで、あなたのウエストに乗っかった脂肪が減っていくのですから。

おなかのぜい肉が多い人ほどボケやすい

ぽっこりおなかが解消されれば、糖尿病の改善もおおいに期待できます。インスリンのはたらきを悪くする要因をとり除けるからです。

しかも、ぽっこりおなかが消えれば、認知症も遠ざけられます。ぽっこりおなかのぜい肉が多い人ほど、認知症になりやすいともいわれているからです。

アルツハイマー病は、「3型糖尿病」とも呼ばれているのはご存じでしょうか。

糖尿病と認知症は危険な関係にあります。「糖尿病の人は認知症になりやすく、認知症になると悪化しやすくなる」ことがわかってきているのです。事実、糖尿病の人は、アルツハイマー病や血管性認知症のリスクが2~4倍も高くなるとされます。

最近の研究では、**アルツハイマー病にインスリンが関与している**ことが明らかになっています。九州大学が続けている有名な疫学調査に、「久山町研究」があります。研究チームは福岡県久山町の住民の協力を得て、亡くなった人の遺体を解剖し、脳をくわしく調べました。結果、アルツハイマー病の脳の神経細胞では、インスリンのはたらきに必要な遺伝子が動かず、そのはたらきを邪魔する遺伝子の動きが活性化していました。

高血糖の状態が続くと、脳にゴミたんぱくの「アミロイドβ」がたまりやすくなることもわかっています。アミロイドβは脳細胞を死滅させる物質です。

小麦をやめれば、インスリンにまつわるこうした悪循環を断ち切れるのです。

5

パンをやめたアメリカ人 食べ続ける日本人

夫の祖国アメリカでは、小麦抜きの市場が急成長しています。

グルテンフリーは、いまやアレルギーや自己免疫疾患を改善するためだけの食事療法ではありません。健康な人が、最高の自分を築くためのチャレンジの一環として実践しているのです。

実際、グルテンフリーの食品を購入する人でもっとも多いのは「健康な人」。その割合はなんと6割以上にのぼります。

次に多いのは減量を目的に購入する人。3割弱の人が痩身を願ってグルテンフリーの食品を買っています。

炎症の改善を目的とする人は、わずか7パーセントです。

私自身、現地の調査もかねて、毎年アメリカに行っています。いくつものスーパーをめぐり、グルテンフリーがアメリカ人の生活にどのように浸透しているのか調べています。

6〜7年前までは、健康や自然食品などに特化した高級スーパーならば、ある程度の品揃えが期待できるといった程度でした。高級スーパーとは、「スプラウト」や「トレーダー・ジョーズ」「ホールフーズ・マーケット」など、オシャレでセレブ感のあるお店です。日本でいえば、「成城石井」や「クイーンズ伊勢丹」などに当たるでしょうか。食材や品質にこだわるスーパーに行かないと、グルテンフリー食品を買えなかったのです。

ところがこの数年で、ずいぶん変わってきました。ふと入ったお店でも、グルテンフリーの食品を購入できるようになってきたのです。

たとえば、「ウォルマート」や「ラルフス」といった一般的なスーパーにも、多くのグルテンフリー食品が並んでいます。日本のスーパーにたとえるならば、「イオン」「イトーヨーカ堂」「西友」「ライフ」でしょうか。気軽に行ける普段使いのスーパーにもグルテンフリーの食品がズラリと並ぶのがアメリカの現状です。

それほどグルテンフリーはアメリカ人の食生活に浸透し、市場は右肩上がりで成長しているのです。

小麦粉を使わない宅配ピザ

アメリカに滞在中、以前は、夫と食事に出かける際、事前の調査が欠かせませんでした。「さあ、何かおいしいものを食べに行こう！」と気軽にレストランに行くことはできなかったのです。

ところが最近は、レストランやカフェだけでなく、ファストフード店でも、事前調査は必要なくなりました。グルテンフリーのメニューを揃えた店がめずらしくなくなっているからです。

ファストフードでは、バンズなしのハンバーガーを注文できます。これはヨーロッパでもよく見られ、ジョコビッチ選手も食べていると聞きます。

バンズなし、つまりパンのないハンバーガーとは、食べたことのない人は想像しがたいでしょうか。パテ（ハンバーグ）やトマトなどの野菜をレタスでくるりと巻いて、手に持って食べます。ヘルシーで、おいしいのです。メニューに載っていなくても、「グルテンはダメなんです」とお店の人に伝えると、バンズなしのハンバーガーを出してくれます。

ただ、日本ではグルテンフリーのハンバーガーは食べられません。**パテをつくるつなぎに、パン粉などの小麦粉食品を使っている**からです。欧米では、パテをつくるときに、パン粉などのつなぎは使いません。日本独特の方法なのです。ですから、ハンバーガーの大好きな夫は日本では食べられないことを嘆き、「なんで日本ではパテに小麦粉を入れるんだ」とよくいっています。

また、アメリカのスターバックスでは、通常の商品と同じ棚に、グルテンフリーのクッキーが置かれています。

アメリカやオーストラリアのドミノ・ピザには、グルテンフリーのピザ生地があります。ドミノ・ピザはピザ宅配業の世界最大手で、日本でも人気ですよね。宅配ピザで、小麦を使わず、米粉やトウモロコシ粉でつくった生地でピザを焼いてくれるのです。オーストラリアへ行ったとき、帰国前にピザを食べたくなった夫は、国際空港でグルテンフリーのピザを食べていました。日本でも、グルテンフリーの宅配ピザが早く食べられるようになるといいなと願っています。

6

食品添加物、世界一の日本で安全に食べる方法

ダイエットビジネスの宣伝手法の一つに、体験者の「ビフォー」「アフター」を見せるものがあります。ビフォーでは肩をがっくり落とした体験者が、アフターになると自信たっぷり、人生を開花させたかのように変貌します。製作者側の意図がまる見えの映像ですが、どうしても心ひかれてしまうものです。

スマートになるということは、それほど魅力的であり、人に自信を持たせてくれることなのでしょう。ただし、ダイエット商品には高いお金がかかります。

では、小麦抜きの食事法はどうでしょう。

グルテンを含むものを食生活から排除するだけですから、お金はかかりません。ぽっこりおなかが消えて、糖尿病や認知症の心配がなくなります。

こんなふうにお話ししたら、まるで何かの宣伝のようかもしれません。しかし、こ

れまでお話ししてきたように、グルテンフリーには心も体も健康になれる作用があります。何しろ、世界のトップクラスで活躍する人たちが、最高のパフォーマンスを求めて実践する食事療法なのですから。

飽食の現代、私たちの体に病気をつくるのは、「食べ過ぎ」「飲み過ぎ」です。健康な心身を築くうえで、まず必要なのは**「何を食べるか」よりも、「何をやめるか」**ではないでしょうか。

自分の健康を脅かすものをきっぱりと断ち切ること。

これこそが、飽食の時代に生きる私たちに求められています。

グルテンは添加物にも使われている

日本ではまだまだ認知度の低いグルテンフリーですが、欧米では人気がますます高まっています。それにともない、グルテンフリー食品に対する表示規制も厳しく定められるようになりました。

米国食品医薬品局（ＦＤＡ）は、ラベルに「グルテンフリー」と表示するには、食品中のグルテンが20ｐｐｍ未満でなければいけないとしています。

欧州委員会規則では、2016年7月に次のように定められています。「最終消費者への販売時における食品中のグルテン含有量が20㎎／kg未満に限り『グルテンフリー食品』、100㎎／kg未満は『超低グルテン食品』と表示できる」

なお、このヨーロッパの新規則では、乳幼児向けの調整・補完食品へは、「グルテンフリー食品」や「超低グルテン食品」などと表示することを禁止しています。

なぜ、こうした表示規制が必要なのでしょう。

それは、**グルテンが加工食品に幅広く含まれている**ためです。

この安価なたんぱく質は、多くの食品添加物に使われています。

グルテンの特性は、ネバネバとした粘着性にあります。食品の口触りのなめらかさを演出したり、ソースが固まらないようにしたり、食品の安定性を高めたりするために使われます。こうした性質をもった食品添加物を一般に「増粘剤」「増粘安定剤」などと呼びます。

また、**加工肉の結着剤**としても使われています。

うまみを出すために使われるたんぱく加水分解物、乳化剤、防腐剤、着色料などにも一部使用されています。

日本で現在使われている食品添加物の数は、およそ1500品目以上あるとされます（「指定添加物」「既存添加物」「天然香料起源物質」「一般飲食物添加物」の合計）。この数は、世界一多いものです。どれにグルテンが使用されているか、一つ一つ探っていくのは複雑すぎて不可能です。であれば、グルテンを含んだ添加物が入っていないか、食品パッケージを裏返して、原材料欄をつぶさにチェックしていく必要があるでしょう。

健康的な食生活＝自己管理力

私も日本で食品を購入する際は、必ず原材料欄を確認します。

一方、欧米やオーストラリアでは、買い物をするのがとても楽です。前述の表示規制に加えて、それぞれグルテンフリーを示すロゴがつくられているからです。

日本は、食の安全性が世界一高い国だと、私たちは信じてきました。

しかし、食品添加物の多さや、グルテンへの認識の低さを見ると、実際には世界の標準よりも大きく遅れてしまっています。そうした中でわが身の健康を守り抜くには、「不確かなものは食べない、選ばない」

という選択こそが、大事なのだと私は思うのです。

かくいう私も、グルテンフリーを実践する前は、食品パッケージの原材料表示を見て買うことはありませんでした。

しかし、今は違います。

パッケージのデザインは「おいしそう」「体によさそう」というイメージを伝えるためのもの。真実を伝えるものではありません。

食事が変われば、心身は変わる

私自身も、グルテンフリーを実践するようになり、風邪をひきにくくなったり、疲れにくくなったり、肩こりがなくなったり、肌の状態が改善したりなどの変化をはっきりと自覚できるようになりました。

四十数年生きてきて、「今の自分がいちばん」と自信を持っていえるのはたしかです。

欧米では、グルテンフリーの実践が一つのステータスとなっています。

アメリカでは、**肥満の人がビジネスで信用されない**とよく聞きます。自己管理ができていないと評価されてしまうからです。

反対に、健康的な食生活を宣言することは、自己管理に力を注いでいる証になります。その一つの方法として、現在はグルテンフリーが好まれているのです。

欧米では近年、食の安全性や健康への意識が高まっていて、食品に対する消費者のチェックは厳しくなっています。アメリカ農務省の報告書によると、食品の購入に際して原材料表示を見る成人の割合は、２００７〜２００８年の34パーセントから２００９〜２０１０年には42パーセントに上昇していることがわかっています。

7 「炭水化物を抜けば健康になる」は間違い

「私は糖質制限をやっています。小麦抜きのグルテンフリーと何が違うのですか？」

そんな質問をよく受けます。

ここでは、まず糖質制限について考えてみましょう。

糖質制限とは、簡単にいうと、ブドウ糖などの糖質を主成分とする食品を控える食事療法です。制限するものは主に、米類、麺類、パンなどの主食の他、イモ類やレンコン、カボチャなどの根菜、小豆やインゲン豆、そら豆などの豆類も含みます。

糖質制限の最大の目的は、糖尿病や肥満の改善です。糖質は体内にてエネルギーに変換されますが、糖尿病になると細胞に糖質をうまくとり込めなくなり、血液中のブドウ糖（血糖）が増えてしまいます。この高血糖の状態が続くと、やがて深刻な合併症を起こすことになります。肥満は糖尿病のリスクファクターの一つです。

糖尿病には1型糖尿病と2型糖尿病があります。

日本の患者さんのうち約95パーセントを占めるのが2型糖尿病です。糖質制限の適用とされるのも、これです。主な原因は食生活の乱れや運動不足とされ、生活習慣病の一つにも数えられます。一般に糖尿病というと、2型糖尿病をさします（本書でも糖尿病と記すときには、2型糖尿病のことを示すこととします）。

糖尿病を改善・予防するためには、血糖値の急上昇を防ぐことが第一です。

血糖値の急上昇は肥満もつくります。食事から得たエネルギーのうち、体内で使われずにあまったぶんは脂肪となって体に蓄えられるからです。

こうしたことから糖質制限では、できるかぎりの糖質を食事から排除することで、血糖値の急上昇を防ぎ、健康な体を築いていくことを目的としています。

なお、糖質制限では、糖質の摂取さえ控えれば、肉や魚、卵、油ものなどの高カロリーの食品も気兼ねなく食べてよいことになっています。糖質を制限することで、脂肪を分解してエネルギーに変える体内システムが活性化するからです。

ただし、糖質制限に関しては、反対意見も多くあります。

エネルギー源となる糖質の摂取を著しく控えてしまうと、体はたえずエネルギー不足になります。それを補える脂肪も減ってしまえば、体はやがて筋肉まで分解してエネルギー源とするようになります。筋肉量が減ってしまっては、人は歩くことさえできなくなり、健康を壊すことにもなります。

グルテンフリーは栄養価の心配をしなくていい

糖質制限とグルテンフリーは何が違うのでしょうか。

糖質制限とグルテンフリーの違いを簡単に説明するならば、「ブドウ糖などの糖質を抜く」か「グルテンというたんぱく質を抜く」かの違いです。

ちなみにグルテンフリーを正しいスタイルで実践し、体調を崩したという報告は見当たりません。小麦粉食品の摂取を断っても、「安心して食べられるもの」さえわかっていれば、偏食になることはないからです。

ダイエットの方法としても、非常に有効です。グリアジン依存症から抜け出すことで、食欲をコントロールできるようになります。食欲中枢が無駄に刺激されることがなくなるため、満腹感を早く得られるようになります。

小麦粉食品はカロリー値の高いものが多いので、やめれば摂取エネルギーも減ります。小麦粉食品を日常的にとっている人は、そうでない人よりも1日に400キロカロリー多く食べているといわれます。**グルテンフリーを実践すれば、無駄な摂取がなくなるので、そのぶんが自然とやせていく**のです。

お米はグルテンフリーなので食べてもよいですし、根菜なども問題としません。むしろ、玄米や根菜、豆類の多くは健康増進に重要な栄養素を豊富に含むので、食べていただきたいものがたくさんあります。これに対して糖質制限は、お米まで制限してしまうので、日本人には難しくリバウンドしやすい側面があります。

ただ、新しい考え方には、必ず反対意見が出てくるものです。とくに多いのは、「グルテンフリーを実践すると、栄養がかたよる」というもの。

小麦粉に含まれる主要な栄養素とは、糖質とグルテンなどのたんぱく質です。わずかながらビタミンやミネラルも含まれます。糖質やわずかなビタミン、ミネラルは他の食品をバランスよく摂取することで、代替できます。つまり、**小麦抜きで栄養がかたよるという説は成り立たない**ものと考えられます。

8 腸のはたらきがよくなれば、性格は明るくなる

小麦抜きの生活で、効果を実感しやすいのは、**「便通異常」**の改善でしょう。グルテンをとらなくなることで、腸のはたらきは健全化するからです。これは心の状態を安定させることにつながります。

私の身内には、夫の他にもう1人グルテン不耐症の家族がいます。私の姪《めい》です。

当時、中学生だった姪のグルテン不耐症に私が気づいたのは、4年前の大晦日でした。新年を迎えるにあたり親族が集まり、楽しく食卓を囲んでいたときのことです。

姪がトイレに入ったきり、出てこないのです。

「どうしたの?」と扉の外から声をかけると、「おなかが痛い」と小さな声で答えます。腹痛に耐え、振り絞るように出した声でした。

しばらくして、姪はようやくトイレから出てきました。

けれども、ごちそうの並ぶ団らんには戻らず、自室のベッドに潜り込んでしまいました。翌朝の元旦も、昼近くまで起きてきませんでした。

姪の一家は長いことオーストラリアに住んでいます。そのため、年に一度ほどしか会う機会がありません。

両親は、13歳のころからはじまった彼女の体調の変化に気づいていました。たびたびトイレにこもっては出てこなくなることが多く、「おなかが痛い」「疲れた」と口癖のようにいっていました。

たしかに、年に一度ほどしか会わない彼女は、そのたびに体調が優れない表情をしていて、一緒に外出しても座って休んでいる様子が頻繁に見られました。

両親は、そうした姪の症状を、思春期特有の変化や単なる食べ過ぎとしかとらえていませんでした。

けれども、私たち夫婦には、姪の様子はもっとひどいものに映りました。

夫は長年、グルテン不耐症で苦しんできました。その様子を私も隣で見守り続けてきました。姪の不調は、グルテン不耐症で悩む夫の姿と重なりました。

私たちは、彼女の両親に「セリアック病やグルテン不耐症の可能性がある」と伝えました。両親は半信半疑でした。

姪の母は私の姉妹であり、父親も日本人です。オーストラリアに住んでいても、姪は幼いころから基本的に和食で育っています。両親は、「オーストラリア人やアメリカ人のように、パンやパスタやピザを主食としているわけではないから、そんな病気になるはずがない」と信じられないようでした。

でも、私たちの話を聞き、思い当たるところもあったのでしょう。病院で検査を受けてくれました。

検査結果が出るまで、姪はグルテン食品を控えることになりました。最初はがんばってグルテンフリーを実践していました。

ところが、「翌日に検査結果が出る」というときになって、ピザを食べてしまったのです。友達と外出し、ファストフード店に立ちよってしまったようです。その晩、姪は夜中の2時になっても、トイレから出て来られなくなりました。

大切な時間を無駄にしないで

まだ少女である姪には、「いつも食べているパンやピザが、おなかを痛くする」とは理解しにくかったのかもしれません。

久しぶりに腹痛や疲労感が消えた状態で、仲良しの友達と外出でき、気持ちが晴れやかだったのかもしれません。やめていたピザを再び口にしたことで、彼女がグルテン不耐症であることは明らかになりました。

このことから、姪にグルテン不耐症の診断が下されました。

もし、彼女がピザを食べないまま検査結果を聞きに行っていたら、正しい診断が下されなかったかもしれません。

そうなれば、彼女は青春時代の輝かしい時期を、「おなかが痛い」とトイレでたびたび過ごすようになっていたでしょう。両親をはじめとする周囲の人間は、そんな彼女を「ちょっと扱いにくい子」と感じるようになっていたかもしれません。

実際、グルテン不耐症の人が、過去を振り返り**「よくボーッとしている子だった」「いつも親に『やる気がない』と叱られていた」**ということは少なくないのです。

第4章

疑問にお答えします【パン抜き生活実践のためのQ＆A】

Q1 小麦粉を抜く生活は難しそう……

「和食中心」の食事にするだけ!

ここからは実践者の声をもとに、初めての人がぶつかる悩みに答えましょう。

いつも朝はパンやシリアルで手軽にすませていた人には、朝から和食の準備をするのは大変に感じるでしょう。

しかし、難しく考えないでください。

まずは、**朝食のパンやシリアルをやめましょう。**

ご飯も、白米ではなく玄米などの全粒穀物をおすすめします(お米の選び方については、次章でお話しします)。

日本の伝統食である和食は、ほんの少しの工夫だけで、世界の著名人たちが実践するグルテンフリー健康法に早変わりするのです。

日本人は、もともと小麦を常食する食習慣を持っていません。うどんやそうめんはありましたが、人の手を使ってすべてがつくられていた時代、小麦は手軽に食べられる食品ではなかったはずです。

豊かだったとされる昭和初期も、一般的な朝食はご飯と味噌汁、漬物くらいのもので、そこに納豆がつけば上等だったようです。

育ち盛りの子や体力勝負の仕事をされている人は、焼き魚や目玉焼きなどのたんぱく源を加えるとよいでしょう。

多くのエネルギーを必要としない成人の方は、ご飯と味噌汁、漬物、納豆というシンプルなメニューで朝は十分です。ただし、加工食品の漬物は食品添加物を大量に使っていますから、手づくりできない場合は、サラダに置き換えるとよいでしょう。

キュウリに味噌をつけて食べるだけでも十分です。

朝は、体内のはたらきを調整する「自律神経」が切り替わる時間帯。

「自律神経の嵐が体に吹く」といわれるほど、体のはたらきは乱れやすくなっています。活動のスイッチを入れるためにも、朝食は、体に負担を与えない優しくシンプルな朝食がよいのです。

Q2 和食中心にすると、塩分が気になります

味噌汁は、血管を若返らせる

「和食は塩分が多いので、高血圧になりやすいのではないですか?」

よくそう聞かれます。

たびたびやり玉にあげられるのは、味噌汁です。日本の伝統食でありながら、「味噌汁は血圧に悪いから、あまり飲まないようにしている」という人も多いでしょう。

「味噌汁＝塩分が多い」「味噌汁を控える＝減塩」

というイメージが根強くできあがっているようです。

しかし、最近の研究によって**「味噌汁は血圧に影響しない」「味噌汁を1日1杯程度飲む食生活は、血管年齢を10歳ほど若返らせること」**が確認されています。

研究を行ったのは、共立女子大学の研究チームで、2013年に日本高血圧学会の総会で発表されました。

つまり、血圧を気づかって味噌汁を敬遠するのは無意味であり、血管を若返らせるには、むしろ毎日とったほうがよいのです。

ただし、減塩味噌はおすすめしません。

味噌の塩分量を下げても一定の品質を保つために、防腐剤やアミノ酸など多くの食品添加物を使っているからです（これは「減塩醤油」も同じです）。グルテンを含む食品添加物が入ってくる危険性もあります。

味噌は「大豆、米、塩」という3つの原材料からできているものを選んでください。

昔から、「実の三種は身の薬」といわれます。

3種類以上の実を入れた味噌汁は、食べる人の健康の源になるという言い伝えです。**箸を立てても倒れないほど具だくさんの味噌汁は、健康によい**といわれてきました。

味噌汁の具になる野菜は、カリウムが豊富。カリウムにはナトリウムを体外に排出するはたらきがあります。

塩の量にも気を配ってください。99パーセント以上が塩化ナトリウムの「精製塩」だけでなく「天然塩」であっても塩化ナトリウム量に大差はなく、とりすぎには気をつけたほうがよいでしょう。

Q3

忙しいので、小麦を気にしていられません

調味料を変えて、「考えない台所」をつくる

165ページを見てください。私の1週間分の献立を掲載しました。とてもシンプルな食事のメニューです。

「こんな感じでいいんだ」と、ホッとする方は多いのではないでしょうか。

忙しい人は、調味料を厳選するだけで大丈夫です。

質のよい調味料をキッチンに揃えるだけで、あれこれ考えることなく調理できます。

実は、小麦抜き生活の実践でいちばんの難関は、調味料にあります。

パンやパスタ、ラーメン、スイーツなど小麦粉食品は形に見えやすいため、「食べない」という選択ができます。

ところが、食品添加物に使われているグルテンは、どこに入っているのかまったく目に見えない。そのため、知らず知らずのうちにグルテンを摂取してしまうことになります。

調味料の基本は「無添加」です。

醤油、味噌、みりん、酒、お酢など和食の調味料は、食品添加物を使っていない本物を選びましょう。

たしかに、本物の調味料は、大量生産で製造される調味料よりも割高です。でも、値段をよくよく見比べてみてください。その違いは数百円。

たった数百円で、あなたの健康状態はまったく違ってきます。医療費やサプリメントにかけるお金を、調味料に回せるのであれば、むしろ安いのではないでしょうか。

わが家ではスパイスを何種類も揃えています。気分にあわせてスパイスを変えて料理に振りかければ、いつもの野菜炒めやスープも異なる味わいに変化します。

私が常備しているスパイスは、**ウコン（ターメリック）、クミン、ガラムマサラ、クローブ、チリペッパー、コリアンダー、シナモン、ドライバジル、粒マスタード、七味、山しょうなど**です。

いずれも数百円で購入できます。

Q4

パスタが大好き、やっぱり食べたい……

イタリアで話題の「ゼンパスタ」で健康に！

私たちも、パスタやラーメンを食べたくなります。

そこでグルテンフリーのパスタやラーメンを常備しています。

グルテンフリーの食材は日本ではあまり流通していませんが、私たちは**「アイ・ハーブ（iHerb）」**というネットショップから購入します。

グルテンフリーの麺は、主に米粉やトウモロコシ粉を使ってつくられています。

最近は、玄米粉を使ったパスタやペンネも出てきました。本来のものよりも白っぽいものが多いですが、味は一昔前より格段においしくなっています。

パスタの本場であるイタリアでも、小麦抜き生活を実践する人が多くなりました。

その影響で、**「ゼンパスタ」**という麺が大ブームになっています。

ゼンパスタの「ゼン」とは「禅」です。このパスタ、何だと思いますか？

答えは、乾燥しらたきです。

イタリア在住のご夫婦（妻は日本人）が来日した際、パスタに代わるヘルシーフードとしてしらたきに目をつけました。早速、イタリアに輸入しようとしましたが、通常のしらたきは水に浸かっているため、重量や容積でコストがかかってしまい、うまくいきません。

そんなとき、妻のお母さまが**「乾燥しらたき」**を送ってあげたそうです。

乾燥したものであれば、送料を大幅に削減できます。夫婦は「これはイタリアで売れる！」と販売を開始したところ、大流行したのだそうです。

ゼンパスタは、お湯で5分間ほどゆでてから使います。

一度乾燥させて縮れているので、通常のしらたきよりもソースが絡みやすいのがメリットです。

素材がコンニャクであるため、100グラムでわずか6キロカロリーしかないのも魅力。よく噛まないと噛みきれないため、食べ過ぎを防ぐこともできます。パスタだけでなく、ラーメンとして使うこともできます。

美味な麺があると知れば、「麺が食べられなくてさびしい」はなくなるでしょう。

Q5 どうしても間食したくなったときは？

ミネラルたっぷりのカカオチョコレートとナッツを！

私たちが間食したくなるのは、脳がブドウ糖を欲しているからです。

脳は、疲労やストレスを感じると、ブドウ糖を欲します。

その要求が「何か食べたい」「口寂しい」という思いを生みます。

こうしたときには、ほんの少し、何かを口に入れてあげれば、脳は満足します。

間食をするならば「グルテンフリー」「低糖質」の2つが揃った健康的なものを選びましょう。

私は小腹が空いたときには、**カカオ70パーセント以上のチョコレートを1粒**食べます。カカオの量が多いため、**ポリフェノールやミネラルなど健康によい成分が豊富**である一方、糖分や乳成分は抑えられています。

ナッツ類もおすすめです。ナッツは、植物性たんぱく質、食物繊維、体によい脂質が豊富。しかも、低糖質です。

アーモンド、クルミ、ピーナッツ、ヒマワリの種、カボチャの種、ピスタッチオなどは、私たち夫婦もよく食べます。

ドライフルーツもよいでしょう。ナッツだけでは塩味が強く、ドライフルーツだけでは糖分が多いので、両方が一緒になって袋詰めされている「トレイルミックス」がアメリカでは人気です。

ただしナッツ類やドライフルーツは、かなりの確率でコンタミネーション（128ページ）があります。この点には気をつけてください。

「タロチップス」もグルテンフリーです。

インドネシアなど熱帯地方を産地とするタロイモを使ったチップスです。

タロイモは、強力な抗酸化作用があることで知られるビタミンEとポリフェノール、腸のはたらきに大事な食物繊維が豊富。その他のビタミン・ミネラルも含まれます。

ポテトチップスより軽い食感で食べやすいのもよいでしょう。

インドネシア産であるため、比較的お手頃な値段で購入できます。

Q6 パンは「全粒粉」であれば安全ですか?

全粒粉でもグルテンは含まれる

「全粒粉」というのは、小麦の粒を丸ごと粉砕したものです。

食物繊維を含む皮部や、ビタミンやミネラルの豊富な胚芽も粉砕されています。

そのため、一般には「白く精製された小麦粉より、全粒粉のほうが体によい」といわれています。

しかし、小麦を丸ごと粉砕していますから、グルテンを含む胚乳もそこには入っています。小麦抜き生活を実践するならば、「全粒粉のパンならばよい」ということはできません。

アメリカやカナダで大ベストセラーになった『小麦は食べるな!』には、**「全粒粉は健康によいというのは神話にすぎない」**と、その害について厳しい目で記述されています。

著者のウイリアム・デイビス医師は、アメリカで有名な循環器の専門医であり、グルテンフリー研究の第一人者ともいえるでしょう。

2000人の患者さんに全粒粉を含む小麦食品をやめさせたところ、ほとんどの人の健康状態が改善。**アメリカ国民に肥満が著しく多いのは、現代の小麦に原因がある**と言及しています。

デイビス医師自身、かつては糖尿病で、かなりの巨体の持ち主だったようです。

ほぼ毎日ジョギングをし、「健康によい」といわれる全粒粉のパンやベーグルを食べているのにぜい肉は増えるばかりで、なぜ糖尿病は治らないのか。

その真相をたしかめるために、小麦の害について研究を進めていきました。

「全粒粉は、体によい」

「体によい穀類をもっと食べよう」

そんなかけ声に乗って安易に全粒粉のパンを食べてしまうと結局グルテンの過剰摂取になってしまうのです。

Q7 菓子パン1個でラーメン1杯分のカロリー

メタボをどうにかしたい！

小麦粉には悪玉菌の代表、ウェルシュ菌を増やす作用があるとされます。**小麦粉食品を食べ過ぎると、オナラや大便が臭くなります。**これは、腸内にてウェルシュ菌などの悪玉菌が優勢になり、腸内環境を悪化させていることを表します。グルテンを摂取しなければ、ウェルシュ菌を異常繁殖させる原因が一つ減ります。胃腸のはたらきもよくなります。善玉菌優勢の腸内環境が築かれ、人の心身は健康になり、脂肪をむやみに蓄えることがなくなります。

これがダイエット効果の1つ目の理由です。2つ目の理由は、血糖値の急上昇を防げるようになること。そして、3つ目の理由は摂取エネルギーが減ることです。

一般的な方法で調理した揚げ物、餃子やシュウマイなどは小麦粉が使われています。小麦粉からつくられた麺類は、カロリー値が高いのに、のどごしがよく、大量に食べられます。

菓子パンやケーキは1個で醤油ラーメン1杯分ものカロリー値を持ちます。クッキーは、1個でご飯1杯分ものカロリー値があります。

小麦抜き生活をはじめると、こうしたものから遠ざかります。

いずれもカロリー値の高い食べ物ばかりです。

でも、こうして見ると、手軽に食べられる食品が本当に多いですね。

実際、小麦抜き生活をはじめると、基本的に生鮮食品しか購入できなくなります。よって、**必然的に摂取エネルギー量が減り**、ヘルシーです。

だからといって、食事の用意が大変になるばかりではありません。

手軽に準備する方法もあります。

たとえば、ご飯さえ炊いてあれば、お刺身をのせるだけで海鮮丼ができます。

お肉を塩コショウで焼き、レタスにクルクルッと巻いて食べるだけでも、立派なごちそうです。10分もあれば用意できます。帰宅してお惣菜やお弁当を温める手間と、さほど変わらないでしょう。

Q8 仕事で夜遅くまでオフィス。コンビニで小麦は抜ける？

おにぎりよりもバナナ

コンビニエンスストアに置かれているものから、グルテンフリーの食品を探すのは、なかなか大変です。

サラダはグルテンフリーで、体によいように思います。

しかし、自宅でつくるサラダがすぐに変色するのに対し、コンビニのサラダは、1日経っても、鮮度が保たれています。

なぜでしょう。

鮮度を保つために、薬剤を使って加工されているからです。

コンビニではおにぎりも人気です。パンや肉まん、唐揚げ、アメリカンドッグ、ドーナツなどを買うならば、グルテンフリーという観点から考えれば、おにぎりのほうがよいでしょう。けれど、工場でつくられるとき、保存料が混ぜ込まれています。

では、**小麦抜き生活**を実践しながら、コンビニで食べ物を探すにはどうしたらよいでしょうか。

すぐに食べられるもので、夜食のメニューを考えてみましょう。

まず、**電子レンジで温めるだけのパックご飯**がコンビニには置かれています。

さらに、**納豆と冷奴**。レタスやトマトがあれば、サラダもつくれます。

レタスをちぎり、**切ったトマト**をのせ、オリーブオイルと塩コショウを振りかければできあがりです。

ゆで卵もよく売られています。**バナナ**を添えれば、立派な夜食のできあがりです。

ちょっと小腹が空いたときは、**「ソイジョイ（大塚製薬）」もいいでしょう。**ただ、グルテンフリーの食品ですが添加物は含まれますので食べすぎには気をつけましょう。

あまいものを食べたいならば、**ハーゲンダッツのアイスクリーム**がおすすめです。

ハーゲンダッツのアイスクリームならば、添加物も少なく、安心して食べられます。

王道のバニラとストロベリーは、アメリカのスーパーではグルテンフリーのコーナーに置かれています。この2種類の味は、原材料が少なく、安心です。

Q9 小麦粉を完全に排除するには、「食品表示」だけで大丈夫？

原材料で使ってなくても「工場混入」がある

原材料では小麦を使っていないのに、アレルゲンとなりうる特定原材料が意図せずして混入してしまうことを**「コンタミネーション（混入）」**といいます。

たとえば、小麦粉を使用している工場で、グルテンフリーの食品を製造した場合に、小麦粉が思いがけず混入することがあります。これがコンタミネーションです。

コンタミネーションは、アレルギーを持つ人にとって、深刻な問題です。

消費者庁作成の加工食品製造・販売業のメーカーに向けた「アレルギー物質を含む加工食品の表示ハンドブック」には、コンタミネーションについて次のように示されます。

a）必ず混入する場合には、通常のアレルギー表示を行う。

b）十分な対策をとっても、コンタミネーションの可能性を排除できない場合には、注意喚起表示を行う。

c）bの場合であっても、混入の頻度と量が少ない場合には、表示を行う必要はない。

「本製品製造工場では小麦を含む製品を生産しています」などと原材料表示の欄外に記載されているのを見たことがあるでしょうか。

これが一般的な注意喚起のスタイルです。

現在の日本では、こうした注意喚起も、任意、つまり義務ではありません。

では、コンタミネーションについて、私たちはどう考えればよいでしょうか。

小麦アレルギーやセリアック病、グルテン不耐症のある人は、コンタミネーションの可能性がある食品は避けたほうが安全です。一方、健康増進を目的としてグルテンフリーを実践するならば、判断は自分の体に聞いてみることです。

コンタミネーションを避ける、厳密なグルテンフリーにこだわる考えもあります。

一方で、「そこまでは気にしなくて大丈夫」とゆるく考える方法もあるでしょう。

小麦抜き生活をより楽しく実践するための線引きは、ご自身の健康と生活に合わせて行うべきと考えます。

Q 10

パンが大好き。パンをやめるなんてムリです

「米粉パンケーキ」を試してみる

私もかつてはパンが大好きでした。

自分が小麦粉のパンを食べない日が来るなどとは、思ってもみませんでした。

ただ、私が食べないのは、「小麦粉」でつくったパンだけです。

米粉のパンは食べます。昨日も、米粉の食パンでサンドイッチをつくりました。

最近は、米粉のパンを町のパン屋さんでもよく見かけるようになりました。インターネットを使って購入することもできます。

ただ、小麦粉も扱っているパン屋の場合、米粉だけで焼いたパンであっても、小麦が混入してしまう心配があります。

私は、日本ハムの「米粉パン」をインターネットで購入しています。食物アレルギー対応の専用工場でつくられている米粉のパンです。小麦粉より少々高価ですが、グル

テンをいっさい含まないため、安心して食べられます。

わが家にて、米粉も常備食材の一つです。

米粉は小麦粉よりも粒子が細かいのでダマになりにくく、扱いやすいのが特徴です。米粉を使えば簡単にパンケーキを焼くこともできます。要領はホットケーキと同じ。男性でも簡単につくれます。休日に夫がよく焼いてくれる一品です。


朝食やランチに最適！　米粉パンケーキ〈2人分　調理時間10分〉

【1】米粉100gとベーキングパウダー4gを混ぜあわせる。

【2】ボウルに卵1個、砂糖大さじ1杯、塩少々を入れ、泡立て器でよく混ぜたら、牛乳大さじ4杯と油大さじ1杯を加えて、そのつど混ぜる。次に【1】を入れてさらに混ぜれば、生地のできあがり。

【3】フライパンを温め、生地を丸く流し入れ、表面にプツプツと穴があいてきたら裏返して色よく焼けば完成！
※お好みでチーズやスモークサーモン、野菜を添えれば、よりおいしくなります。

Q11 途中でパンを食べると、体は元に戻ってしまう？

大切なのは、再スタート

グルテンフリーの効果を実感するためには、まずは14日間続けてみて、そのあとに小麦食品を一口だけ食べてみるのが、体調の変化を知る、わかりやすい方法です。実践中は体と心が軽やかになっていたのに、たった一口食べただけで、疲労感や下痢、頭痛、意欲の減退などの症状が出てくることがあります。

この変化を実感すると、そのあとも、続ける意志が明確になります。グルテンを抜くだけで、心身の状態がよくなると身をもって感じられたからです。

一方で、「もうあのつらい体調には戻りたくない」と感じることも、モチベーションを高めてくれます。このことが、14日間、続けてみましょうという理由です。

「14日目を待たずして小麦食品を食べると、リセットしてしまうのでは」

そんな心配もいりません。

もしも食べてしまったのならば、体調にどんな変化が現れるのか、観察してみましょう。そして、再びはじめればよいのです。

グルテンをどの程度許容するのかも、ご自身で決めていきましょう。

ある人は、友人と食事に出かけたときだけは、ほんの少し口にするのは「よし」としているといいます。友人が「おいしいよ」とすすめてくれたものを、「小麦粉は食べられないから」と断り、その場の雰囲気を壊したくないためです。こうした考え方も、とても素敵だと思います。

反対に、「自分の心身の健康が何よりも大事だから」と、人にすすめられてもいっさい口にしないという強い意志を持つことも、すばらしいと思います。

まずは**朝食のパンだけやめてみて、慣れてきたところで、昼、夜と小麦をやめる回数を増やす方法もあります。**

「こうしなければならない」という決まりはありません。

ご自身が楽しく続けていける方法をどうぞ見つけていってください。

Q12 グルテンフリーをはじめて2週間、体臭がひどいといわれました

体臭の原因はケトン体。気にしなくて大丈夫

ダイエットによって体内でブドウ糖が不足すると、体は脂肪を燃焼させてエネルギーとして使おうとします。そのときに、肝臓にて**「ケトン体」**という物質がつくられます。ケトン体は、脳を含む他の臓器でもエネルギー源として使われます。

このケトン体は血液を通して体中に送られます。

また、水溶性なので、体液にも溶け出します。汗と一緒に外にも出てきます。これが、体臭となって現れることがあります。

また、血液が多く集まる肺にも、ケトン体はたまりやすいのです。肺から出るケトン体が口臭となることもあります。

ケトン臭は、ダイエットした際に現れることが多いため、「ダイエット臭」とも呼ばれます。あまずっぱいような脂っぽいような独特のちょっとイヤな匂いがします。

小麦抜き生活の**実践中にダイエット臭がするのは、体が脂肪を燃焼しているという証拠**でもあります。3カ月から半年ほど経てば、臭いはしなくなるでしょう。

これは一種の**好転反応**ともいえます。好転反応は調整反応とも呼ばれます。新しい刺激に対して、体が反応している証であり、その刺激に体が慣れるまでの一時的な現象でもあります。

私も小麦抜き生活をはじめたばかりのころ、ダイエット臭がありました。夫が運動をして汗をかくと、ダイエット臭がしていたのですが、私自身も汗をかいたときに同様の臭いがするようになったので、最初は正直ビックリしました。しかしあとになって、ダイエット臭がグルテンフリーの食生活を行っていたために起こったことだとわかりました。

ダイエット臭は、予防できます。

大事なのは、代謝機能を著しく低下させないこと。具体的な方法としては、**規則正しい生活と適度な運動**です。

ウォーキングなどの有酸素運動や、基礎代謝を高める筋トレを生活にとり入れることが、いやな体臭の発生を抑えることにつながるでしょう。

第5章

砂糖、油、調味料……
老けない体をつくる
食べ物

1

体を老けさせる糖化現象「AGE」とは？

小麦抜きの生活をはじめたら、体調がよくなっていくのを感じるでしょう。

このときは、もう一つのチャンスです。一歩進んで、若返りのための食事改善にとり組んでみてください。本章では、私が8年以上、小麦抜き生活を実践するなかで見つけた、小麦抜き以外の食事をお伝えします。グルテンフリーとの相乗効果を期待できる**「老けない体をつくる」食事法**ばかりです。

まずは、糖質のとり方に気を配ってみましょう。

みなさんは**「糖化」**という言葉をご存じですか。私たちの老化の原因は、この糖化にあるとして、今、医療界や美容界で注目されている現象の一つです。

糖化とは、糖質とたんぱく質が結びつき、たんぱく質が劣化してしまう反応のことをいいます。

こんがり焼けているトーストを思い浮かべてください。焼く前の食パンの身の部分は白色です。トースターで焼くと、こんがり茶色に変わります。これこそ糖化です。

この現象を世界で初めて発見したのは、1912年、フランスの化学者ルイ・カミーユ・メヤールという人物でした。メヤールは、糖質とアミノ酸（たんぱく質を構成する最小の成分）の加熱によって生じる褐変反応について詳細な研究を行っています。

糖化現象は、私たちの体の中でも日々、刻々と生じています。

体を構成する成分は、たんぱく質が約46パーセントを占めます。

そこに大量の糖質が入ってくると、体温によって温められた糖質が体のたんぱく質と結びついて、糖化反応を起こします。糖化されたたんぱく質は、最終的にもとの美しいたんぱく質とは似ても似つかない悪玉物質へと変化します。その最終的な姿は**「AGE（Advanced Glycation End Products）」**と呼ばれます。日本語でいうと「終末糖化産物」です。

AGEが、私たちを老化に導く元凶であることがわかってきたのです（AGEは数十種類の成分から成るので、AGEsと複数形で呼ばれることもあります）。

2

スナック菓子が肌のコラーゲンを壊す

私たちが自分の姿を見て「老けたな」と感じるのは、肌の状態ではないでしょうか。

人の体を構成するたんぱく質のうち、コラーゲンが約30パーセントを占めています。

その一部が、人の皮膚にあって肌の弾力を保つはたらきをしてくれています。

このコラーゲンが糖化してＡＧＥが蓄積するとどうなるでしょうか。

まず肌の弾力が失われ、張りや艶のない状態が現れます。**ＡＧＥという悪玉物質が皮膚の細胞内にたまることで、くすみや黒ずみも生じます。**若いころは透明感のあるピチピチしていた肌は、ＡＧＥによって老いを進行させていくことになります。

肌の老化を今以上に進行させないためには、どうすればよいのでしょうか。

それはズバリ、ＡＧＥをつくり出さない食生活を心がけることです。

第一には、糖質のとり過ぎを改めることです。

糖質は、私たちが体を動かすエネルギー源として使われます。そのぶんを日々とっているだけならば、ＡＧＥは発生しません。ＡＧＥができてしまうのは、体が消費する以上の糖質を過剰に摂取したときです。

糖質は、砂糖だけに含まれるものではありません。小麦にも含まれます。お米、果物、ジャガイモなどの根菜にも豊富です。

では、どのくらいの摂取を基準とすればよいのでしょうか。

体が1日に消費できる糖質の量は、性別や年代、活動量などによってそれぞれ違ってきます。一概に「ご飯何杯分」と具体的に述べることはできません。

あえていうならば、通常の活動量の成人の場合、食事のときにご飯をお茶碗に1杯食べたなら、間食やデザートであまいスイーツやスナック菓子を食べるのは、明らかに糖質の過剰摂取です。

「あまいものが好き」「スナック菓子やせんべいなどをよく間食する」「ふりかけさえあれば、ご飯をいくらでも食べられる」「ドカ食いをしがち」という人もＡＧＥを発生させやすく、年齢以上に老化が早く進みやすい人です。

3 玄米を一晩浸けるだけで体は若返る

ＡＧＥが体内にて発生する第一の原因は、血糖値を急上昇させたり、血糖値の高い状態を長引かせてしまうことです。

小麦はこの作用が強いことは前述しました。この点をとっても、小麦の摂取を断つ小麦抜き生活は、若返りに効く健康法だといえます。

ただ、血糖値を急上昇させるのは、小麦だけではありません。白米にも同様の作用があります。ですから、小麦抜き生活に慣れてきたら、次は**白米を玄米に変えていくと、さらに健康状態がよくなっていく**はずです。

玄米は、籾から籾殻をとり除いただけのお米です。糠や胚芽には、食物繊維やビタミン、ミネラルがたっぷりと含まれます。これをきれいにそぎ落としてしまったのが白米です。玄米は食物繊維をまとっているため、胃腸での消化のスピードがゆるやかです。白米のようにいっきに血糖値をあげてしまうことがないのです。

わが家も、ご飯といえば玄米です。アメリカ人の夫も玄米が大好きです。

玄米を上手に炊くコツは、浸水時間をしっかりとることです。

夏は8時間、冬は12時間、水に浸けておくのがベストといわれます。

白米であれば、短くて30分間も浸水しておけば炊くことができます。そのため、玄米を水に浸す時間を、手間と感じる人は多いかもしれません。

しかし、このひと手間は前の晩に水に浸けておくだけのものです。そのわずかな手間が、AGEの発生量を減らし、病気を遠ざける一助になります。

一方、玄米の独特の味や香りがどうしても苦手で食べられないという人もいます。この場合には、白米を食べる順番に気をつけてみてください。

空っぽの胃腸に糖質を真っ先に入れれば、胃腸はその消化吸収からはじめ、血糖値を急上昇させます。これを防ぐには、まずはたっぷりの野菜を食べること。本書の監修をしてくださっている稲島司先生（東京大学医学部附属病院地域医療連携部・循環器内科）は、朝食にはまずどんぶり1杯分の野菜を食べるそうです。

野菜を最初に食べ、胃腸に食物繊維を入れておなかを落ち着かせたら、次に肉や魚、大豆食品などのたんぱく質を食べます。糖質をおなかに入れるのは、いちばん最後。この食べ順を守るだけでも、AGEの発生量を抑えることができるといわれます。

フライドポテトは最強の発がん性物質

AGEを体内に蓄積させてしまう原因は、他にもあります。

それは、こんがり焼色のついた食べ物をとることです。

食べ物の糖化反応は、加熱の温度が高く、その時間が長くなるほど進みます。

具体的にいえば、「炒める」「焼く」「揚げる」などの調理法よりも、**「蒸す」「ゆでる」「煮る」という料理のほうが、AGEの摂取量は少なくてすみます。**加熱温度が低く、糖化反応を起こしにくいからです。

一方、「炒める」「焼く」「揚げる」という調理法をとるときには、加熱温度を上げ過ぎず、火にかける時間をなるべく短くすること。これで糖化反応を抑えられます。

実際、揚げ物の料理でも、焦げ色が濃くなるほど、AGEの発生量は多くなることがわかっています。ステーキを焼くならば、**「レア→ミディアム→ウェルダン」**の順でAGEの量が増えることになります。

なお、**ジャガイモをフライドポテトにしてしまうと、AGEの中でも最強のアクリルアミドという発がん物質が発生する**ことがわかっています。とくにファストフードのポテトは、非常に高温で加熱するので、その発生量が多くなるといわれます。家庭で調理するときにも、なるべく焦げ色がつかないよう、低めの温度でサッと揚げるとよいでしょう。

もう一つ気をつけたいのは、電子レンジの使用です。ボタン一つで加熱できる便利さは、忙しい現代人の心強い味方です。

しかし、米国栄養士学会によれば、**電子レンジで加熱した食品は、ゆでた食品よりもAGEの発生量が多くなってしまう**というのです。電子レンジで加熱しても、こげ色はつきません。でも、高温で加熱するために、糖化反応が進んでしまうのです。

私も、若々しくありたいですから、電子レンジをなるべく使わないようにしています。冷ご飯を温めるときなどは、蒸し器で温めるととてもおいしくしあがります。

4 黒砂糖は血糖値を上げる

砂糖も糖化を起こしやすい食材の一つです。私たちの食生活には欠かせない調味料だけに、上手に選んで健康の増進に役立てていきたいものです。

149ページに砂糖の性質を示す表を掲載しました。AGEの生成量を抑えるためには、血糖値を急上昇させないことが大事です。「血糖値への影響」の欄を見ると、条件を満たすのは、**「てんさい糖」**だけです。

てんさい糖とは、北海道などの寒い地域で栽培される「甜菜《てんさい》」からつくられる砂糖のことです。甜菜とは、わかりやすくいうと砂糖大根です。

白砂糖、三温糖、きび砂糖、黒砂糖はサトウキビを原料とします。これらの違いは精製度によるものです。精製度が低いものほど、ミネラルの含有量は多くなります。

ただし、血糖値の上昇という点では、サトウキビを原料としているものは、いずれも「×」。黒砂糖などは、ミネラル含有量が多く、一般に体によいと知られていますが、血糖値への影響は大きいのです。

一方、てんさい糖にはメリットがあります。それは、オリゴ糖を含むことです。オリゴ糖は、腸内細菌の中でもとくにビフィズス菌が好んでエサとする糖質です。オリゴ糖を2週間続けてとっていると、腸内の善玉菌が優勢になり、摂取をやめるとわずか1週間でもとにもどってしまうという統計もあります。

腸の健康には、善玉菌優勢の腸内環境を築くことが第一です。とくに、グルテンの過剰摂取によって傷ついてしまった腸粘膜を一日も早く再生するためには、善玉菌のはたらきが欠かせません。**オリゴ糖を含むてんさい糖をとることは、善玉菌のはたらきを助ける**ことにもなるのです。

ちなみに、**オリゴ糖はゴボウ、玉ネギ、エシャロット、ニンニク、バナナ、納豆、きな粉、ハチミツなどにも豊富**です。オリゴ糖の理想の摂取量は、1日に2～10グラムとされます。こうした食品やてんさい糖をバランスよく摂取して、腸内環境の改善に役立てていきましょう。

「果糖ブドウ糖液糖」「高果糖液糖」には注意

一方、摂取したくない甘味料もあります。合成甘味料です。そのなかで**AGEをとくに大量発生させてしまうのが、フルクトースコーンシロップ**です。トウモロコシを原料とし、砂糖の6倍もの甘さを出すように加工された甘味料です。簡単で安く製造できるうえ、熱に強く変質しにくいという性質から、現在では、ほとんどの清涼飲料水や缶入りのお酒、お菓子、加工調味料などに使われています。

このシロップは、**ブドウ糖に比べて糖化のスピードが10倍も速い**とされています。しかも、原料となるトウモロコシのほとんどは、遺伝子組み換えのアメリカ産。

フルクトースコーンシロップは、飲食品の原材料欄に**「果糖ブドウ糖液糖」「高果糖液糖」**などと書かれています。購入前には、必ずチェックしてください。

砂糖の種類別　栄養素

	てんさい糖	白砂糖	三温糖	きび砂糖	黒砂糖
ミネラル	○	×	△	○	◎
血糖値への影響	中	大	大	大	大
からだの温冷	温	冷	冷	冷	冷
ビフィズス菌増加	○	×	×	×	○
色	薄茶色	白砂糖	薄茶色	薄茶色	こげ茶色

栄養成分　比較表（100ｇ中）

項目	てんさい糖	白砂糖	三温糖	きび砂糖	黒砂糖
エネルギー（kcal）	390	398	394	396	363
たんぱく質（g）	0	0	0.1	0.2	1.4
脂質（g）	0	0	0.1	0.1	0.1
炭水化物（g）	97.5	99.4	98.6	98.8	89.4
ナトリウム（mg）	15～85	1.2	1	16.5	21.5
オリゴ糖（g）	5	0	0	0	含
カルシウム（mg）	0.5～1.5	1	30	20.8	217
カリウム（mg）	5～65	2		172	1280

5

日本人の8割は牛乳で下痢になる

セリアック病やグルテン不耐症を持っている人は、乳製品にもアレルギー反応を起こしてしまうケースが少なくありません。その原因物質は、**乳製品に入っている「カゼイン」**というたんぱく質です。

カゼインは、牛乳に含まれるたんぱく質のうち8割を占めます。牛乳に酸性の物質を加えると固形化するのは、カゼインの性質によるものです。

牛乳アレルギーを持つ人は、わずかでも口にするとアレルギー反応を起こします。しかし、遅発型のアレルギーの場合、急激な反応が生じにくいため、本人も自覚しにくいでしょう。

小麦抜きの食生活を実践してみて、それでも下痢が続くなど、体調がすっきりしない場合は、カゼインの影響を疑ってみる必要があります。

２０１６年５月にナディア・サミュさんというフランス人女性が来日され、いくつかのグルテンフリーのイベントやセミナーに参加されました。ナディアさんはセリアック病です。そして、彼女のお母さんは、南仏を代表する一つ星レストランのシェフです。幼いころから小麦粉食品を食べられないナディアさんを、お母さんは愛情たっぷりの料理で楽しませてくれたそうです。

ナディアさんは成人後、アレルギー体質であっても、自由に安心して食事を選び、テーブルを囲む人たちとともに食事の喜びをわかちあえる社会をつくっていきたいと、「自由な料理」という食の運動をはじめました。

彼女は、カゼインにアレルギー反応を起こすため、乳製品も抜いているそうです。日本でのセミナーでは、**「牛乳がダメならば、豆乳で代用しましょう」**と話されていました。

日本人は伝統的に牛乳を飲む習慣を持っていない民族です。

庶民の間で牛乳が広く飲まれるようになったのは、明治半ばごろからです。そのため、大半の人が**牛乳を上手に栄養として活用できる体質を持っていません。**乳製品に含まれる乳糖を消化するラクターゼという酵素が少ないか、持っていないためです。

こうした体質の人が牛乳を飲んでいると、「乳糖不耐症」になります。下痢や消化不良などの症状が生じるのです。

「牛乳を飲まないとカルシウムが不足する」のウソ

日本人の8割以上の人が、乳糖不耐症とも推計されています。

ただ、私たちは戦後に行われた食の教育により、「牛乳を飲まないとカルシウムが不足する」と刷り込まれてきました。

しかし、牛乳をうまく消化できない胃腸の持ち主である日本人が、牛乳をがんばって飲んでも、カルシウムの吸収率はさほど期待できないのが実際のところです。

ジョコビッチ選手も、乳糖不耐症です。ジョコビッチ選手は、ブロッコリーやツナ、サーモン、アーモンドミルクなどでカルシウム補給をしているといいます。

このように、牛乳の他にも、カルシウムを含む食品はたくさんあります。**桜えびやしらす干し、煮干し、イワシ、シシャモなどの魚介類、ヒジキやワカメ、コンブ、とろろ昆布などの海藻類、モロヘイヤや小松菜などの緑黄色野菜、えんどう豆やきな粉、**

豆腐などの豆類、ゴマなどに豊富です。こうしたものを日々食べていれば、カルシウム不足を心配する必要はないでしょう。

もちろん、カゼイン不耐症や乳糖不耐症の心配がない人が、牛乳を完全にやめることはないと思います。私は、牛乳をゴクゴクと飲むことはしませんが、料理やスムージーをつくるときにほんの少量だけ使います。ヨーグルトも食べます。

また、牛乳の代用品となるものも多々あります。**豆乳、ライスミルク、ココナッツミルク**などです。

豆乳は、イソフラボンという抗酸化物質を含みます。この成分は、女性ホルモンのようなはたらきもするため、女性の健康増進や若返りにもよいとされています。

ライスミルクとは、玄米や白米と水でつくる牛乳のような色をした飲み物です。日本ではあまり知られていませんが、欧米ではポピュラーな飲み物で、牛乳と豆乳に続き、第三のミルクとも呼ばれています。コップ1杯分のカロリー値が、牛乳の半分以下であり、コレステロールフリーです。ダイエットによいと人気です。サラッとしたあまさで、料理にもよくあいます。

6

体にいいオリーブオイル、ゴマ油は「黒い」色の容器を選ぶ

若返りと健康増進を考えると、油の選び方はとても重要です。よい油は人を健康にしますが、悪い油は人体を酸化させ、健康を壊すほうにはたらいてしまうからです。

私たちが日常的に使っている油には、**「オメガ3脂肪酸」**や**「オメガ6脂肪酸」**や**「オメガ9脂肪酸」**などの成分が含まれます。これらのうち、どの脂肪酸が多く含まれるかによって、体へのはたらきかけ方は違ってきます。

とくにオメガ3脂肪酸とオメガ6脂肪酸は、体の構造に不可欠ながら、人体では合成できないため、食事から摂取する必要があるとして「必須脂肪酸」と呼ばれます。

油脂が人の体に不可欠なのは、約37兆個あるといわれる体細胞の細胞膜の原料となるからです。コレステロールも細胞膜の原料になりますが、オメガ3脂肪酸とオメガ

6脂肪酸も重要な原料です。

細胞膜には、細胞の中の構造物を守るという役目があります。細胞を覆う膜が弱ければ、外からの有害物質の侵入を抑えられませんし、大事なDNA（遺伝情報）を守ることもできません。また、酸素や栄養素をとり込んだり、細胞内の不要物を外に出したりするのも細胞膜のはたらきです。

ですから細胞膜は、丈夫さと柔軟さを兼ね備えている必要があります。この両面を築いているのが、オメガ3脂肪酸とオメガ6脂肪酸です。

オメガ3脂肪酸は、細胞膜を柔軟に保ちます。また、炎症を抑える作用もあります。**オメガ6脂肪酸は、細胞膜を丈夫にかたくします。**そして、炎症をうながす作用を持っています。オメガ6脂肪酸は、細胞膜を丈夫にするために不可欠な栄養素ですが、それが過剰になってしまうと、体中の細胞で炎症が起こりやすくなるのです。

よって、オメガ3脂肪酸とオメガ6脂肪酸は、摂取のバランスが重要です。

理想は、オメガ3脂肪酸が「1」に対し、オメガ6脂肪酸が「1〜4」。このバランスが、細胞膜を柔軟かつ丈夫に保ち、体の炎症を悪化させないためによいといわれています。

お手軽な「サラダ油」で老ける

ところが、現代人の摂取バランスは「1対10」、ひどい状態になると「1対50」にも偏ってしまっています。オメガ3脂肪酸は、青背の魚や亜麻仁油、エゴマ油などごく限られた食品にしか含まれていないのに対し、オメガ6脂肪酸は植物油のほとんどと、野菜や果物、肉、魚などあらゆる食品に含まれているからです。

この摂取バランスを正すことも、私たちが病気を防ぎ、いきいきと長生きするために重要なことです。頭痛や肩こり、腰痛、関節痛など、日常的に痛みを抱えている人は、痛みの場所で炎症が起こっています。グルテンフリーに加えて、油のとり方を変えることで、痛みはずいぶん引いていくことでしょう。

まずは、**オメガ6脂肪酸をメインの栄養素とする植物油の使用を最小限にしましょう。**代表的なものが、**サラダ油、紅花油、大豆油、コーン油**です。

次に、オメガ3脂肪酸の摂取を心がけましょう。ただ、これを含む青背の魚や亜麻仁油、エゴマ油は熱に弱く、酸化しやすい性質を持ちます。**青背の魚はなるべくお刺身で**食べること。**亜麻仁油やエゴマ油は、サラダや青菜のお浸し、味噌汁、お刺身な**

どのお料理にかけたりして、生のまま摂取することをおすすめします。

では、加熱調理にはどんな油を使うとよいでしょうか。オメガ9脂肪酸は必須脂肪酸ではないため、そのバランスを乱すことがありません。しかも、熱に強いという性質を持ちます。これをメインとする油を調理に使うのがおすすめです。オリーブオイル、ゴマ油、米油などです。ただし温度が上がりすぎれば、含有の栄養素が壊れ、風味が消え、酸化もします。加熱調理は、短時間ですませるのがポイントです。

もう一点、よい油を見分けるポイントがあります。それは、昔ながらの製法でつくり、大量生産されたものではないこと。大量生産の油は、その製造に際して高温加熱し、溶剤を使い、原料を精製してつくっています。これにより、油本来の栄養素がすっかり消える一方で、トランス脂肪酸など体に炎症を起こす危険な成分を含んでしまうのです。

昔ながらの製法とは低温圧縮により、丁寧につくられていること。大量生産の油に比べて、量は少なく、価格は高くなります。よい油は少量ずつしかつくれないからです。**大切につくられた油は、遮光性のある瓶に入れられています。よい油を見分けるポイントは、黒っぽい瓶に入った安すぎない油であることです。**

7 ターメリックミルクで記憶力を高める

「疲れたな」と感じるとき、栄養ドリンクを飲む人は多いでしょう。

栄養ドリンクには、さまざまなビタミン類やアミノ酸、漢方薬で使われる生薬やそのエキスなどが含まれます。飲む目的は、疲労回復や健康維持です。

カフェインも多いので、飲めば気分がスッキリするようにも感じるでしょう。

ただ、**栄養ドリンクには食品添加物などの化学合成品も含まれます。**

目的を疲労回復としながら、実際には原材料にどんなものが使われているのかわからないところが難点です。

また、コンビニなどで売られている既成品のウコンドリンクを、宴会の前などに飲む人も多いと思います。そのドリンクを飲めば二日酔いをしにくいと効能が示されているからです。

それならば、栄養ドリンクは自分でつくってみてはどうでしょうか。安心して飲めるグルテンフリーの栄養ドリンクは、自分で簡単につくれます。

わが家では、**「ターメリックミルク」**という栄養ドリンクを手づくりします。

ターメリックとは、ウコンのことです。

ウコンは、漢方の生薬としても使われています。

ウコンを使ったターメリックミルクは、お酒の前でもあとでも飲めば二日酔い予防になります。疲労時に飲めば心身が癒されるでしょう。

こうした作用の他にも、ターメリックには多くの効能があります。

たとえば、鎮痛作用です。頭痛や胃痛、筋肉痛などのときにターメリックミルクを飲めば、痛みをやわらげる効果を期待できます。

美容効果もあります。抗酸化作用と抗炎症作用が強く、シミやたるみなどを防ぎ、紫外線による肌トラブルにも効果があるとされているのです。ふだんのお肌のケアの一環としてもターメリックミルクはおすすめですし、紫外線をたくさん浴びてしまったときのシミ予防にもよいでしょう。

さらに、ターメリックに含まれる**クルクミンには、記憶力を高め、脳を健康に保つ**

作用があります。頭を使ったあとの疲労回復や認知症予防にもよいと思います。肌にも脳にも身体機能にも、疲労回復と若返りによい栄養ドリンクです。

疲労回復や、脳や肌の若返りに。ターメリックミルク〈1人分　調理時間10分〉

【1】小鍋にココナッツミルク150㎖（牛乳、豆乳、ライスミルクでも）を入れ、弱めの中火にかけて、ゆっくりと沸騰させる。

【2】小鍋を火から下ろし、ターメリック小さじ1杯と、すりおろしたショウガ大1片、シナモンパウダー少々を入れたら、かき混ぜながらひと煮立ちさせる。

【3】メープルシロップ小さじ1杯（ハチミツでも可）とココナッツオイル小さじ1杯を加えて混ぜる。

【4】火を止め、蓋をして3〜5分蒸らしてからカップに注ぐ。

※シナモンパウダーとメープルシロップ（ハチミツ）の量は、お好みで調整してください。

※ターメリックは生のものがあればなおよいでしょう。最近は「道の駅」などでもよく見かけます。生のターメリックは、すりおろして使ってください。

調味料の選び方
〈楽に小麦抜き生活を実現する〉

醤油	たまり醤油。原材料が「大豆、麹、塩」 だけの醤油 ※小麦不使用が好ましい。
味噌	原材料が「大豆、米、麹、塩」だけの味噌
食塩	天然塩。粗塩。岩塩
みりん	原材料が「米、もち米、米麹、米焼酎」だけのもの
調理酒	原材料が「米、米麹、食塩」だけのもの
酢	純米酢（原材料は米のみ）。 リンゴ酢（原材料はりんごのみ）など
すし酢	原材料が「米酢、食塩、昆布、かつお節」。
ポン酢	原材料が「醤油、酢、みりん、砂糖、かつお節、 昆布、ゆずなど柑橘類」
ドレッシング	オリーブオイル・バルサミコ酢（ビネガー）・ ホワイトビネガー・塩・コショウを混ぜてつくる
わさび	生わさび。もしくは、おろし生姜で代用。 チューブのものは ×

※調味料選びの基本は「無添加」。食品添加物はカタカナで表示されるものが多い。
食品添加物の数ができるだけ少ないものを選ぼう

第6章

ズボラでもかんたん！
パン抜き生活
14日間プログラム

月曜日

スムージーで若返り成分をたっぷりとる

左の表が、わが家の1週間の献立です。実践前は「絶対にムリ！」と思っても、やってみると「意外と楽だし、効果を実感できる」というのが小麦抜き生活のよいところ。このような感じで、まずは14日間をめざして、続けてみましょう。

わが家では、週末は外食が多くなります。

そのため、月曜日の朝食は、胃腸の負担を軽くするために、軽めにすませることが多くなります。

疲れがちな胃腸を元気にしてあげるためには、手づくりスムージーがおすすめ。レシピはとっても簡単です。材料を適当に切って、ミキサーに入れるだけ。

それだけで、栄養素をたっぷりとれますし、細かく砕いてあるので、胃腸がはたら

〈ズボラでもOK!〉
お手軽な小麦抜き1週間メニュー

	朝	昼	夜
月	・コーヒー ・手作り スムージー ・季節のフルーツ	・米粉パンサンドイッチ (トマト/レタス/ きゅうり/卵) ・紅茶	・麻婆豆腐 ・揚げ野菜のマリネ ・玄米ごはん ・みそ汁
火	・玄米ご飯 ・納豆 ・しらす	・キヌアと水菜のサラダ ・野菜コンソメスープ	・肉じゃが ・ゴーヤチャンプル ・玄米ごはん ・みそ汁
水	・コーヒー ・手作り スムージー	・手作りおにぎり (かつおぶし/梅干し) ・手作り味噌ボール	・野菜炒め入りGFラーメン ・大根皮ぎょうざ ※米粉の皮の代わりに、大根を 薄く輪切りにして包む
木	・コーヒー ・米粉パン ・生乳100 ヨーグルト	・ケーキサクレ ・ハーブティー ・季節のフルーツ	・豆腐ハンバーグ ・インゲンと人参の バターソテー ・玄米ごはん ・いわしのつみれ汁
金	・玄米ご飯 ・納豆 ・みそ汁	・のり ・ジェノベーゼ ソースのパスタ ・野菜サラダ	・サバの竜田揚げ ・カボチャのミルク煮 ・牛肉とねぎの混ぜご飯 ・みそ汁
土	・コーヒー ・手作り スムージー ・季節のフルーツ	・中華風あんかけ 焼きそば ・生乳100ヨーグルト ・手作り味噌ボール	・焼肉(外食) ・ごはん ・サンチュ ・スープ
日	・コーヒー ・米粉パンケーキ ・生乳100 ヨーグルト	・インドカレー(外食) ・ターメリックライス	・なすとひき肉の トマトソースパスタ ・野菜サラダ (トマト/レタス/ きゅうり/アボカド/)

く手間を大幅に省いてあげることもできます。

しかも、抗酸化作用のある材料をたっぷり使っているため、若返り効果も期待できます。わが家ではこれを**「アンチエイジング・スムージー」**と呼んでいます。

ポイントは、**「スーパーフード」として話題のチアシード**を入れていること。

チアシードとは、シソ科サルビア属のミントの一種である「チア」という植物の種です。この種は、オメガ3脂肪酸の一種であるα-リノレン酸が豊富であるうえ、食物繊維がたっぷりと含まれます。また、亜鉛、マグネシウム、鉄分など、現代人に不足しがちなミネラルも多く、ビタミンも豊富。

チアシードは、水を含むと10倍にも膨らむため、満腹感も得られます。栄養価の高さから、「大さじ1杯で、1日に必要な栄養の半分を摂取」といわれるほどです。

アボカドを使うのもポイントです。

アボカドは「世界一栄養価の高い果物」とギネスブックに認定されるほど、栄養価に優れた食品です。パセリやレモンにはビタミンC、バナナにはオリゴ糖が含まれます。スムージーにすれば、こうしたすばらしい栄養素を一度にとることができます。

野菜の素揚げで食事に満足感を

昼食は、米粉のパンでつくったサンドイッチのお弁当です。スムージーを飲みながら、トマトやレタス、キュウリ、卵を用意し、パンに挟んで包んだだけの簡単なサンドイッチです。

お弁当にして持っていけば、グルテンの心配をしなくてすむので、落ち着いてランチを楽しめます。

夜には大好きな**「揚げ野菜のマリネ」**。冷蔵庫にある野菜を使って薄切りにし、サッと揚げるだけです。水で薄めた万能つゆにつければ完成。野菜は素揚げにするとうまみが際立ち、野菜本来のおいしさを味わえます。なお、揚げ油には米油やオリーブオイルを使うのがベストです。

朝食におすすめ！　アンチエイジング・スムージー〈1人分　調理時間5分〉

【1】バナナ1本、アボカド半分を適当に切り、ミキサーに入れる。

【2】ココナッツミルク50㎖（牛乳・豆乳・ライスミルクでも代用可）、水50㎖、生乳100％ヨーグルト大さじ2（無糖タイプ）、冷凍ブルーベリー10粒ほど、パセリ少々、レモン汁少々、チアシード大さじ1、メープルシロップ小さじ1（ハチミツでも代用可）もミキサーに入れ、スイッチオン。なめらかになるまで撹拌。

【3】グラスに注げば完成！　※変色するので早めに飲みましょう。

うまみたっぷり！　揚げ野菜のマリネ〈調理時間15分〉

【1】皮をむいたレンコン（半月切りに）、ニンジン、ズッキーニは厚さ3ミリに、玉ネギは薄めのくし切りに、パプリカ（黄・赤）は小さめの短冊切りに、アスパラガスは5センチの長さに切る。しめじは石づきをとって、小房にわける。

【2】油を180度に熱し、火の通りにくいものから野菜を入れていき、歯ごたえが残る程度に素揚げする。

【3】

水で薄めた万能つゆ（グルテンフリー　※にんべん「四穀つゆ」）の入ったボウルに、揚げた野菜を入れて軽く漬け込めばできあがり！　※季節の野菜でアレンジしてつくってみてください。

火曜日

NASAも認めた最強食材「キヌア」をとる

「小麦粉を使わないとなると、何を食べたらよいのだろう」

そんな心配もあるかもしれません。しかし、グルテンフリーのために、特別な料理をつくる必要はありません。日本の食卓に昔からのぼっていた料理こそ、グルテンフリーの料理だからです。

実践のコツは、引き算です。あなたがいつも食べているメニューから引き算をするように小麦粉食品を抜けばよいだけです。

この日の、朝食は純和風です。

玄米のご飯と納豆、しらす、お味噌汁だけ。

「野菜不足では？」と思いましたか。

米の中には、ビタミンやミネラル、食物繊維が豊富に含まれています。

かつて、厚生省（現・厚生労働省）は「1日30品目を食べましょう」という指針を打ち出していましたが、玄米にすれば、こんなにたくさんの品目を準備する必要はありません。玄米1杯で、ビタミンやミネラル、食物繊維など1日に必要な栄養素の多くをとれるからです。

また**「栄養の摂取は1日3食の中で帳尻をあわせていけばいい」**と気負わないのが成功の秘訣。朝食に野菜が少なかった分は、昼と夕食で食べることを心がけました。

不足しがちな栄養素を補う「キヌアソース」

キヌアは穀類の一種で、小麦抜き生活実践者の心強い味方です。

キヌアは南米のアンデス山脈の高地を発祥とする植物で、アワやヒエなどと同じく雑穀に分類されています。小さな粒がプチプチとする食感のとてもおいしい食材です。

このキヌアも、スーパーフードの一つに数えられます。

NASA（アメリカ航空宇宙局）の専門誌は以前、「一つの食材が、人間にとって必要なすべての栄養素を提供することは不可能だが、キヌアは植物界、動物界において何よりもそれに近いものである」という文章を掲載しています。

キヌアの特徴は、なんといってもその高い栄養価。

同じエネルギー量の白米と比べると、たんぱく質は2倍、食物繊維は8倍、カリウムは6倍、マグネシウムは7倍、鉄分は8倍も含んでいます。

現代人に不足しがちな栄養素のオンパレードです。

ただし、どんなに優れた食品も食べ過ぎは禁物。

体によい栄養素も、量が多すぎると今度は健康を壊すほうにはたらきはじめます。

キヌアには、リノール酸（オメガ6脂肪酸）やリンも多く含まれています。いずれも人体の構造に必須の栄養素ですが、とり過ぎれば逆効果です。キヌアばかりを食べるのではなく、日常の食事に適度にとり入れていくのがベストです。

この日の夕食は、オーソドックスな家庭料理です。

肉じゃがやゴーヤチャンプルーなどの炒めものは、多くのご家庭で頻繁に食卓にあがる料理の代表でしょう。家庭料理の回数を増やしていけば、小麦抜き生活はとても簡単に実践できます。

水曜日

小腹が空いても安心の「味噌ボール」

「自分のためにお弁当をつくるのは、大変」という人がいます。

でも、自分のものだからこそ、手軽につくれるものでよいと思うのです。

この日の昼食は、おにぎりを持っていきました。

おかかと梅干しを具にし、玄米ご飯でチャッチャッと握っただけのおにぎりです。

玄米のおにぎりならば、腹持ちもよく、2個食べればおなかもいっぱいになります。

調理時間は、わずか5分。男性でもおにぎりならば、ご自身でも用意できるでしょう。

私はいつも**「味噌ボール」**を添えて持っていきます。

味噌ボールも冷蔵庫にストックしておくと、心強い1品となります。

味噌ボール1個をお椀やスープ皿、マグカップに入れて、お湯を注げば味噌汁のできあがり。お弁当に持っていったり、夜食に食べたり、とても便利です。

お味噌汁1杯あれば、私たちのおなかは、けっこう満足してくれるものです。夫は、小腹が空くと、冷蔵庫から味噌ボールを出して、自分でお湯を注いで飲んでいます。ですから、時間のあるときに、多めにつくってストックしておくとよいでしょう。私は、夕食をつくりながら、味噌ボールも一緒につくってしまいます。

味噌ボールに入れる具は、火の通りやすいものならば、なんでもOK。わが家の定番のつくり方を紹介しますので、あとはお好みにあわせてアレンジしてみてください。ただし、お麩だけはNG。お麩はグルテンをかためた食品です。

味噌汁の定番　かつお節とワカメの味噌ボール

味噌とかつお節、乾燥ワカメをボールに入れて混ぜ、小さじ2杯ほどとり、ラップでくるくるっと丸めればできあがり。

体がポカポカ温まる　ネギとショウガ、桜えびの味噌ボール

味噌とネギ（みじん切り）、おろしショウガ、桜えびをボールに入れて混ぜ、小さじ2杯ほどどとり、ラップでくるめばできあがり。
※味噌や具材の分量は、つくる量やお好みにあわせて調整してください。

小麦がなくてもラーメンは食べられる

この日の夜は、ラーメンと餃子を食べました。といっても、ラーメンも餃子もグルテンフリーです。ラーメンは、グルテンフリーの麺を使いました。麺は、米粉でできています。

「小林生麺」や「名古屋食糧」などの食品メーカーでは、**米粉100パーセントの麺**を販売しています。最近では、のどごしやスープのからみなど工夫されていて、ラーメン好きの人もおいしく食べられるものが多くなっています。

グルテンフリーを実践していても、ラーメンはおいしくいただけるのです。

ラーメンファンに人気の「新横浜ラーメン博物館」でも、2軒のお店でグルテンフリーのラーメンを出しています（16年10月現在）。海外からの観光客が急増するなか、観光客のリクエストにこたえてメニュー開発されたそうです。

この2軒のラーメン店では、小麦粉の麺をゆでる鍋では、グルテンフリーの麺をゆでず、スープにも小麦を使った醤油はとり入れていません。ちなみに、1軒のラーメン店では米粉のストレート麺を使い、1軒は緑豆春雨を使っています。

グルテンフリーのラーメンを求める人がさらに増えていけば、いずれ町中のラーメン店でもグルテンフリーのラーメンを食べられるようになっていくでしょう。

餃子は、小麦粉の皮のかわりに大根を使いました。

米粉の皮もありますが、薄くスライスした大根であんをはさめば、さらにヘルシー。「大根皮餃子」は包む手間も、蒸す手間もないので、通常の餃子づくりより簡単。

かんたん、おいしい！　大根皮の餃子〈調理時間30分〉

【1】大根をスライサーで薄く輪切りにし、塩を軽くふり、水分が出たら軽くしぼる。

【2】中に包むあんをつくる（あんは、いつものご家庭の味で）。

【3】大根を広げて片栗粉を薄くふり、あんをのせて2つに折る。

【4】ゴマ油を引いたフライパンで片面に焼き色をつけたら裏返し、蓋をして3分間中火で焼けばできあがり。

木曜日

「誰がつくったのか」わからないものは食べない

私はお菓子もときどきつくります。

グルテンフリーの生活に慣れてくると、「安心して食べられるものが買えないなら、自分でつくろう」という気持ちが生まれてきます。

コンビニのパンをバクバク食べていた当時の私が、今の私をみたら、きっと驚くでしょう。材料を自分で揃えて、ケーキを焼いているのですから。

こうした生活で感じるのは、「これが本来の人の姿かな」ということ。

誰がつくったのか、何が含まれているのかもわからず、封を切るだけで食べられるものは「健康な心身をつくるために食べる」という姿からはかけ離れています。

お菓子も手づくりすれば、健康の源になってくれます。

「いざ、つくってみよう」と思っても、お菓子づくりをしたことがない人には、ハードルが高いですよね。そんなときに心強いのが「ダイズラボ　パンケーキミックス」（マルコメ）や「お米のミックス粉ホットケーキミックス」（名古屋食糧）。「ケーキサクレ」は、食事のかわりにもなります。

「グルテンフリー」の表示があっても安心ではない

米粉やパンケーキミックスは、食卓のバリエーションを豊富にするうえで、頼もしい存在です。

ただし、気をつけてほしいことがあります。

2015年6月に消費者庁から、「米粉製品による小麦アレルギーに気を付けましょう!!」という注意喚起をうながすパンフレットが出されました。

なんと、米粉に小麦粉が混ぜられていたのです。

町のパン屋さんでも、最近は「米粉のパン」をよく見るようになりました。モチモチとした食感が人気の理由です。

でも、そうしたパンの中で100パーセント米粉のものは少なく、何割かは小麦粉が使用されていることがあります。

パンミックスやパンケーキミックスでも同じです。

グルテンフリーの記載がないものは、米粉や大豆を使用しているとうたっていても、グルテンを使った製品があります。

グルテンは食品添加物の一種です。パンやケーキをふんわりやわらかく膨らませる作用に長けていますし、安価です。一方、米粉100パーセントではパンは焼けません。膨らまずに、ペシャンコになってしまいます。グルテンは、食品メーカーにとって非常に使い勝手のよい添加物であり、米粉や大豆粉のパンミックスにも添加されることが多いのです。

だからといって、**「グルテンフリー」と明記されていれば、「絶対に安心」ともいいきれません。**国内ではいまだグルテンフリーの基準がないからです。そのため、「グルテンフリーと表示すれば売れるから」という理由で、残念ながら、記載してしまうメーカーもあるのです。

なぜ、こんなことができてしまうのでしょうか。

パッケージの原材料欄には、原材料のみを記載すればよいからです。

たとえば、「膨張剤」と書けば、その膨張剤がどんな原材料からできているのかまでは、記載の義務はないのです。私は、新しい食品の購入を考え、不明な原材料名を見つけたら、必ずそのメーカーのお客様センターに電話をして確認します。ほとんどのメーカーがきちんと対応してくれます。

金曜日

食べるなら、唐揚げではなく竜田揚げ

金曜日のお昼は、イタリアンにしました。

グルテンフリーを実践すると、イタリアンからも遠ざかりがちになります。でも、パスタの麺さえグルテンフリーにすれば、イタリアンもグルテンフリーを実践しやすい料理の一つとなります。

主な調味料が塩コショウとオリーブオイル、ニンニクとチーズだからです。こんなにもグルテンフリーを実践しやすい料理はないでしょう。

「ジェノベーゼ」とは、バジルソースのことです。

わが家では、室内でバジルを育てています。バジルは1株からもたくさんの葉を短期間でつけてくれます。

この日使った麺は、ゼンパスタ（118ページ）、つまり乾燥しらたきです。ジェノベーゼのソースは、オリーブオイルをたっぷり使ってつくりますから、ゼンパスタの淡白な麺ととてもよくあいます。

チーズには、**「ナチュラルチーズ」**を選びましょう。

ナチュラルチーズとは、生乳を固めて発酵熟成させた、その名の通り「自然なチーズ」。発酵菌である乳酸菌が生きていて、そのまま置いておくと熟成が進みます。原材料は生乳と食塩です。

チーズには「プロセスチーズ」もあります。

こちらは、数種類のナチュラルチーズを混ぜて加熱して溶かし成形する「加工チーズ」。一口サイズのものやスライス型のものなど、使いやすくて食べやすい便利なチーズが多いのも特徴です。なお、乳酸菌は死んでいますので、冷蔵庫で保存しても、発酵が進むことはありません。

私は、**プロセスチーズはおすすめしません。**

加工の際に乳化剤などの添加物が使われるからです。乳化剤とは、水と油のように混じりにくいものを混ざりやすくする合成化学物質のこと。この作用は、洗剤などで使われる界面活性剤と同じ性質です。

乳化剤は20種類以上あります。そのうちのどの乳化剤を使ったのか明記する義務はなく、ただ一言「乳化剤」とだけ書けばよいことになっています。つまり、どんな化学物質を含むのか、消費者には知らされていないのです。

プロセスチーズの場合、乳化剤としてリン酸塩が使われることが多いようです。

リンそのものは人体に必要な成分ですが、カルシウムの吸収を邪魔する作用を持ちます。リン酸塩は、多くの加工食品にも使われている添加物の一つであり、過剰摂取には危険がともなうものといえます。「カルシウム補給に」といってチーズを食べても、プロセスチーズでは反対のことになってしまうのです。

コロッケはビーフンを細かく刻んで

夜には、サバの竜田揚げをつくりました。

唐揚げは小麦粉を使って揚げますが、**竜田揚げは片栗粉を使うので、問題はありません。**どうしても唐揚げにしたいときには、小麦粉のかわりに米粉と片栗粉を半々ずつ混ぜて使うと、カリッと揚げることができるでしょう。

「コロッケも食べられませんか？」という質問を受けることもあります。

コロッケはパン粉を使って揚げるため、グルテンフリーの実践中は食べられません。どうしても食べたいときは、ビーフンを細かく刻んで衣にしてみてください。

衣には、細かく刻んだビーフンと白ゴマ、青のり粉も混ぜるとおいしくなります。

ビーフンでつくる衣は、あっさりしていてサクサクの食感がとても美味です。


ゼンパスタを使ったジェノベーゼソースのパスタ〈2人分　調理時間15分〉

【1】鍋に2ℓの湯を沸かしてゼンパスタ150gを5分ゆで、ざるにとる。

【2】松の実8gをミキサーにかけ、洗ったバジル30gと塩一つまみも加えて再度ミキサーのスイッチをオン。撹拌されたら、エクストラバージンオリーブオイル小さじ2杯を入れてもう一度ミキサーにかける。

【3】ボウルにバジルソースを移し、エクストラバージンオリーブオイル小さじ2杯を混ぜる。そこに湯切りしたゼンパスタを入れてからめ、お皿に盛りつける。

【4】パルメザンチーズをふり、バジルの葉を飾ればできあがり。

土曜日

焼き鳥はタレではなく塩コショウで

休日のお昼は、ササッとつくれるものですませたいものです。

そんなときほど頼りたくなるのは、麺類。

土曜日のランチを、カップラーメンや焼きそばですませる人は多いでしょう。

でも、グルテンフリーの実践中は、カップ麺を食べることができません。

麺が小麦粉からつくられているからだけでなく、インスタント麺は食品添加物がてんこ盛りの食品だからです。

健康によい食事をしている人は、カップ麺を舌が受けつけません。

ケミカル（化学物質）な味がするからです。グルテンフリーを実践して2週間が経てば、誰にでもそのケミカルな味がわかるようになるでしょう。

ケミカルなものを食べているときにはその味にならされていますが、それを断ってしばらくすると、人の舌は、本来の味覚をとり戻します。まるで食事をはじめたばかりの幼児のように、おいしいものやまずいものを敏感に察知できる味覚です。

カップ麺を食べると、のどが異様に渇くことに気づくでしょう。食塩が多く使われているからです。

そこで水をたくさん飲むことになり、**必然的に体がむくみます。**余分な水分の排泄をうながす作用のあるカリウムを一緒に摂取していないからです。カリウムは、野菜や果物に含まれます。

グルテンフリーを実践してしばらく経つ私も、焼きそばは食べます。

もちろん、グルテンフリーの麺です。小林生麺から出している**「お米の焼きそば」**は、アレルギー表示対象となっている27品目すべてを使っていない麺。誰でも安心して食べられる品といえます。

しかも、この麺は半年間も常温保存ができます。それは保存料を使っているからではなく、パッケージ後に熱殺菌しているからです。保存食としてストックしておくのにもよいでしょう。

ここでは、中華風あんかけかた焼きそばのレシピを紹介します。米粉の麺なので、揚げ焼きをしてもあっさりとし、胃もたれせずに食べられます。

グルテンフリーでも外食を楽しむ

週末の夜は、家族で外食することが多くなるものです。

私も、この日は焼き肉屋に行きました。

「グルテンフリーをすると、外食をしにくくなる」

そういう人もいますが、お店を選べば大丈夫。安心して出かけられるのは、焼き肉屋や焼き鳥屋でしょう。店内に小麦粉の粒が舞っていることもないでしょうし、コンタミネーションの心配も低くなります。

ただし、焼き肉屋では店で出されるタレや醤油は使えません。グルテンを含む可能性が高いからです。私たちは焼き肉屋に行くときには、グルテンフリーの醤油を持っていくことにしています。その醤油を使うか、または塩コショウでお肉を楽しみます。

焼き鳥屋でも、串はすべて「塩」で注文します。

つくねだけは頼みません。つなぎに小麦粉が使われているからです。

このように、メニューの中から、食べたいもの、食べられるものを選んでいけばよいのです。ポイントさえ押さえれば、外食も安心して楽しめるのです。

中華風あんかけかた焼きそば〈2人分〉

【1】白菜30gはひと口大、ニンジン5gは千切り、玉ネギ10gは薄切りにする。

【2】鍋にゴマ油を熱し、白菜、ニンジン、玉ネギ、キクラゲ（水に戻したもの）を炒め、イカ輪切り8切れとおろしショウガ少々を加えて炒める。

【3】そこにあんの材料をすべて入れ、アクをとりながら煮る。片栗粉大さじ3杯を少量の水で溶いて回し入れる。

［あんの材料：みりん大さじ3杯、酒大さじ2杯、鶏ガラスープのもと大さじ1杯（アレルギー対応）、水2カップ、醤油大さじ2〜3杯、塩コショウ少々］

【4】別のフライパンに油をひき、ゆでた焼きそばを入れて、中火できつね色になるまで揚げ焼きにする。麺をお皿に盛りつけ、あんをかければできあがり！

日曜日

「スープカレー」で血液サラサラに

日曜日は、ランチに出かける機会も多くなります。

私たちがランチにいくのは、インドカレーです。

最近では、インド人が調理する本格派のカレー屋も多くなっています。インドカレーは、日本のカレーのように小麦粉を使っていないので、安心して楽しめます。

ただし、ナンは頼めません。小麦粉でできています。

インドでもナンは非日常食です。ナンは大きなタンドールオーブン（土窯）で焼きます。そんな大きな窯を置ける家庭はそうありません。ですから、多くのインド人にとっても、ナンはレストランで食べたり、テイクアウトしたりするものだそうです。

私たち夫婦は、ナンではなくターメリックライスを頼みます。

ターメリック（ウコン）は抗酸化作用も強く、脳のはたらきをよくする効能もあります。

タイ料理もよく食べに行きます。

タイも主食はお米であり、基本的にグルテンが使用されることが少ないので、選べるメニューの選択肢も広がります。

「パッタイ」はタイ風焼きそばです。米からできた「センレック」という細麺を使います。その麺をいろいろな具材と炒め、ナンプラー（魚醤）などタイ独特の調味料で味つけをします。

「フォー」もタイを代表する料理です。米粉でつくられた平麺を使ったスープ料理で、タイのラーメンです。わが家でも、鶏肉のフォーをよくつくって食べます。

「ガパオライス」は、栄養バランスのよい満足感の高いワンプレート料理です。ガパオとはタイバジルともよばれるハーブの一種。これを鶏ひき肉や玉ネギ、パプリカなどと炒めてナンプラーなどで味つけし、目玉焼きと一緒にライスにのせる料理です。

他にも生春巻きやタイ風チャーハンは、わが家でも多く食卓に上がるメニューです。

ただ一つ気をつけたいのは、タイ料理で使われるチリソースはグルテンが含まれることです。注文のときにはチリソースを使っているかどうか確認しましょう。

「シュラスコ料理」もグルテンフリーです。

シュラスコとは、鉄串に牛肉や豚肉、鶏肉を刺し通し、岩塩などの粗塩をふって炭火でじっくり焼く、ブラジルなど南アメリカの料理です。

私がよく行くシュラスコのお店では、玉ネギやピーマン、トマトをみじん切りにして塩とワインビネガー、オリーブオイルを混ぜたソースが添えられていて、切りわけた肉にあえて食べます。簡単につくれる万能ソースです。非常においしく、肉料理によくあいます。ご家庭でも焼き肉やステーキをするときに、つくってみてください。


カレーの本場、インドでは、カレーにとろみはつけません。

日本でいう**「スープカレー」**が本来の形です。

しかし、日本ではとろみをつけるために、小麦粉を使います。

とろみがあったほうが、ご飯にかけたときに一緒に食べやすいからでしょう。

小麦粉は市販のルーにも含まれます。日本の市販のルーは、多くの食品添加物も含んでしまうのが難点です。

カレーは、ターメリック、チリペッパー、クミン、コリアンダー、カルダモン、オールスパイスという6つの基本のスパイスがあればつくれます。とろみは、米粉やすりおろしたジャガイモでつけると、簡単にグルテンフリーカレーになります。

マルゲリータをお餅でつくろう！〈調理時間10分〉

【1】スライス餅にトマトソースを塗り、薄切りにしたミニトマト、モッツァレラチーズ、ブラックオリーブをのせる。

【2】熱したフライパンにエクストラバージンオリーブオイルを多めに引き、餅ピザを並べる。チーズが溶け、餅がカリッとするまで焼けばできあがり。

※完成した餅ピザに、生バジルをのせれば、オシャレな一品に！

和風ピザだって簡単につくれる！〈調理時間10分〉

【1】スライス餅に万能つゆ（グルテンフリー・3倍濃縮）を塗り、ちりめんじゃこ、長ネギ、チーズ、かつお節をのせる。

【2】熱したフライパンにエクストラバージンオリーブオイルを多めに引き、餅ピザを並べる。チーズが溶け、餅がカリッとするまで焼けばできあがり。

ランチは「大戸屋」で！

和食のお店で、ランチに気軽に行けるところはあるでしょうか。

おすすめは、定食屋です。

チェーン店でいえば、**「大戸屋」**でしょう。

大戸屋は、ショッピングモールにも入っているので、買い物ついでにフラッと立ち寄れるお店です。

煮物など醤油を使った料理にはグルテンが含まれている可能性がありますが、焼き魚定食ならば、注文できます。醤油は、グルテンフリーのものを自宅から持っていくとよいでしょう。外食に出かけるときには、**「マイ醤油」**を持っていくのが、おすすめです。

最近、グルテンフリーの人たちの間で人気なのが、**「ロティサリーチキン」**のお店。鶏を1羽丸ごと串に刺して、回転させながら焼く料理で、岩塩やスパイスと一緒に、専用のオーブンで長時間かけて丹念に香ばしく焼き上げます。自宅でパーティーをするときにも、テイクアウトをすれば、テーブルが豪華に華やぎます。

夜ならば、和風居酒屋に、私たちはよく行きます。

居酒屋はメニューがとても豊富なため、そこから選べる料理も多くなります。

一口サイズのステーキを頼むときには、タレを使わず塩で焼けるかを聞いたり、冷やしトマトを頼むときにはマヨネーズをかけないよう頼みます。

店員さんと会話すれば、さらに食べられるものは増えるでしょう。

〈お酒〉グルテンフリーでもビールを飲める

「パンはやめられても、ビールだけはやめられない」

という声もよく聞きます。

グルテンフリーをはじめると、お酒も気になるところでしょう。

とくにビール好きの人には、ここがネックになると思います。

通常のビールは麦芽を使っているので、セリアック病やグルテン不耐症のある人は飲めません。

でも、安心してください。**グルテンフリーのビールもあります。**

アメリカやヨーロッパにはいくつかの種類が流通しています。

日本に輸入されているものでは、**アメリカの「オミッション」**があります。

麦芽が使われているのですが、独自の方法でグルテンをとり除いているそうです。麦の香りはそのまま残っているので、ビール好きの人も満足できるとうたわれています。ただ、小麦アレルギーやセリアック病の人は避けたほうがよいでしょう。

発泡酒では、**国産の「のどごし生」**（キリン）は大豆たんぱくからつくられていて、グルテンフリーです。以前、メーカーに確認したところでは、コンタミネーションの心配もないと話されていました。

他に、原料に麦類が含まれないお酒は、**「ワイン」「ラム」「テキーラ」「ブランデー」「コニャック」**。日本のものでは**「日本酒」「泡盛」**があります。

焼酎は、芋焼酎ならばグルテンフリーの感じがしますが、麹に麦が使われている場合があります。原材料を確かめてから購入しましょう。

女性に好まれる梅酒やあんず酒はブランデーに漬けてつくられたものはＯＫですが、麦焼酎を使ったものはグルテンが入ってくる可能性があります。

カクテルやサワー、リキュールなども、ベースとなる蒸留酒に何が使われてくるかによって違ってきます。缶入りのお酒をよく飲む人は多いでしょう。格安ですし、手軽です。原材料を見ると添加物を含むものが少なくないので注意が必要です。

パーティーはグルテンフリーの豪華なケーキで

誕生日や記念日のお祝いには、やっぱりケーキがないと寂しいですよね。

全国展開しているチェーン店で、グルテンフリーのケーキを買えるお店があります。コージーコーナーには、「小麦と卵と乳を使わないデコレーション」があります。

ふつうのケーキと工場は一緒ですが、ケーキをつくるブースは完全に隔離されています。4日前までの予約が必要です。米粉や大豆粉、豆乳のホイップクリームでつくられています。また、チョコレート風味のバージョンもあります。

大人にうれしいケーキでは、**「ケンズカフェ東京」**のガトーショコラがおすすめ。チョコレートと卵、無塩バター、グラニュー糖だけを使った贅沢さで、実際に食べてみると本当に究極ともいえる一品でした。1本3000円しますが、手土産にも喜ばれるケーキです。インターネットからテイクアウトの予約ができます。

おわりに

最後に、実践者の方の声を集めました。

みなさん、パン好きからスタートして、変化を実感している方ばかりです。


グルテンフリー生活をはじめて1年5カ月ほど経ちました。

どちらかというと、私自身は健康体で、グルテンフリーの目的も、話題になっていることと、小麦のない生活がどんなものか？　という興味からはじめました。

変化としては、冷えにくい、むくみにくい、疲れにくい、肌艶が良くなった、食べムラが減った、感情が穏やかになった。そんな気がしています。

また、添加物への反応が敏感になったとも思います。

体重はスタート時に比べて5キロほど減り、体のラインも引き締まり、健康的になりました。

グルテンフリーをしなければ、前までの状態が健康だと思いこんでいたことでしょう。実践することで、本来の健康や、本来の自分の持っているものがわかり、同時に、思考もクリアになってきたことに驚きました。

そして、食を変えることで、すこしずつ周りの人も変化しました。自分が変わることを楽しんでいると、周りもこんな風に変化していくのかと、とてもうれしい日々です。家族も、アトピーが改善したり、朝起きたときの倦怠感や、膨満感も減ったり、無駄に食べることも減りました。

これからも、グルテンフリー生活をおいしく、楽しんでいきたいと思います。
そして、その輪が少しずつ広がっていけばと思っています。

（40代女性）

生まれて50年と7カ月。

私は食生活に特別配慮が必要な人間ではありませんでした。

いや、必要ないと思っていました。

しかし、「グルテンの消化が苦手な人は、腸壁が障害を受けて、疲れやすい。他には片頭痛、筋肉が攣る、肩こり、軟便や便秘……」と、心当たりのあることばかりでビックリしました。

グルテンフリーは、シンプルでわかりやすい。たった1つの食材を抜いてみればいいんですから。

2日で大便の雰囲気が変わり、歩く足が軽くなる。

2週間でベルトの穴が1つ動き、2カ月経つと体重は3キロ減っていました。

頭も毎日スッキリして、いいことずくめでした。

「食が変われば体調が変わり、体調が変われば気分が変わり、気分が変われば運と性格が変わり、運と性格が変われば人生そのものが変わる」と実感しています。

（50代男性）

以前の私は、「朝はパン。昼はラーメンかうどん。夜はピザにビール」の生活でした。

慢性的な肩こりは、遠近両用のメガネの度が合わないせいにして、昼食後のお昼寝は仕事が多忙なせいにして、毎朝の下痢は飲みすぎのせいにしておりました。

あることがきっかけで、グルテンフリーの生活に変えたとたん、いつの間にか肩こりはいずこへ。昼食後に必ず襲ってきた睡魔も消えて、毎朝、快適な排便になりました。

先日久しぶりに、お昼にラーメンを食べたら、午後からの大事な会議中に、大睡魔に襲われ、大苦戦。

今はグルテンフリーが、自分に最適な環境であることを再確認しました。

（60代男性）

いかがでしょうか。

あなたのグルテンフリー生活の成功を願って、最後に一つ大切な提案をさせてください。

それは、「体の声に耳を傾ける習慣を持つこと」です。


体はいつも「体調の変化」という声を使って私たちにSOSを送っています。

おなかが痛くなるのは、体に入れたくないものを腸がブロックしようと、慌ただしく動いているからです。

便秘になるのは、腸のはたらきを悪くする食べ物が多すぎるからです。

頭痛がするのは、脳によくない刺激が体内に存在しているからです。

肩こりや腰痛は、なんらかの炎症が生じ、血流が滞っているからです。

体が発する声に優しく耳を傾け、対処していれば、病気は自ずと遠ざかっていくと思うのです。


具体的にどんなことからはじめるとよいでしょうか。

まず大事なのは、あなたが目の前の「食事」にきちんと向き合うことです。テーブルにのったものを、味わうことなくがむしゃらに食べるのではなく、一口ずつゆっくりと味わいながら、食べることを心がけてください。

すると、食べ物本来の味がわかるようになっていきます。

体によいものは「おいしい」。

体に悪いものは「まずい」。そう判別できる「舌」が養われていくのです。

この舌が、あなたの健康的な食生活を心強く支えてくれるでしょう。

そして、グルテンを含む「まずい食べ物」を舌が、拒絶してくれるようになるはずです。舌も、体も、あなたと会話をしたがっているのです。その声を、どうぞ聞いてあげてください。

さて、食事に意識を向けるために、やってはいけないことがあります。

3つだけ挙げておきましょう。

□テレビを見ながら食べること

□スマホやパソコンをいじりながら食べること
□新聞や本を読みながら食べること

毎日忙しくしている私たちです。忙しさは、私たちに「手軽さ」「安さ」を求めさせます。そこから、グルテンや食品添加物が食卓に入り込んできます。

だからこそ、食事のときはゆったりとした気持ちで。

家族や友人と、会話をしながらおだやかに過ごすことを心がけてみませんか。

食事を大切にすれば、体はあなたに対して、健康で若々しく応えてくれるようになるでしょう。

フォーブス弥生

著者略歴

フォーブス 弥生 (ふぉーぶす・やよい)

一般社団法人グルテンフリーライフ協会　代表理事
短期大学部卒業。大手メーカーに従事するかたわら、夫のグルテン不耐症を機に、食のたいせつさと小麦の成分である「グルテン」が起こす症状に関心を高め、国内・海外の情報を集めるようになる。2013年12月、生活環境・習慣の変化により、毎年１万人以上と増加傾向にある食物アレルギー患者数の、不調の解消や心の安定をめざして、一般社団法人グルテンフリーライフ協会を設立。

小麦・ライ麦・大麦などに含まれるタンパク質の一種である『グルテン』を摂取することにより、小腸がダメージを受け、栄養の吸収を妨げる病気の認知や、体調不良を引き起こすグルテンの摂取をやめる「グルテンフリー食事法」を啓蒙する活動をはじめる。協会では、グルテンアレルギーやグルテン不耐症の患者はもちろん、「肌トラブル」「胃腸が弱く下痢や便秘」「何となく体調が優れない」「疲れやすく、集中力が続かない」などの悩みに対しても、グルテンフリー食事療法の実践で、解決に向けたアドバイスを行っている。「家族や友人が同じ食卓を囲むシーンを提供していく」を使命とした講演は、「わかりやすい」「実践できる」と評判を呼んでいる。

主な活動として、グルテンフリー食品に関するワークショップやイベントの企画および運営、グルテンフリー研究会の運営など。これまでの受講者は、700人を超え、日本人だけでなく、日本の外国人居住者からの相談や問い合わせも多数。著名な大企業や行政・自治体からの引き合いも多く、グルテンフリー食事法の普及に奔走している。

主な著作に、ジョコビッチの食事法を実践のためにまとめた『2週間、小麦をやめてみませんか？』（三五館）がある。

監修者略歴

稲島 司 (いなじま・つかさ)

東京大学医学部附属病院　地域医療連携部・循環器内科。

循環器専門医・医学博士。内科認定医。循環器専門医。認定産業医、認定健康スポーツ医。野菜ソムリエ。

心臓カテーテルをはじめとする循環器内科専門診療のほか、外来診療などでの生活習慣病の予防や改善に携わる。また、大学病院では希な地域医療連携部という部署の専任医師として地域の医療機関や介護・福祉施設との連携を推進している。

連載に、ドクターズガイド「血管を強くする歩き方」、ダイヤモンドオンライン。監修に『血管を強くする歩き方』（木津直昭・著、東洋経済新報社）『２週間、小麦をやめてみませんか？』（フォーブス弥生・著、三五館）がある。世に流布する「健康的なイメージ」と、科学的「効果が証明されたもの」を区別する方法を提案しており、間違った健康常識を正すために全国で勉強会を開くなど、啓蒙活動に奔走している。

自身も、精製した現代小麦を用いた食品はなるべく避ける食生活を14年続けている。

SB新書　368
長生きしたけりゃパンは食べるな
2016年11月15日　初版第1刷発行
著　者　フォーブス 弥生
監修者　稲島 司
発行者　小川 淳
発行所　SBクリエイティブ株式会社
〒106-0032　東京都港区六本木2-4-5
電話：03-5549-1201（営業部）

装　幀　長坂勇司（nagasaka design）
撮　影　稲垣純也
組　版　白石知美（システムタンク）
本文デザイン　二神さやか
イラストレーション　堀江篤史
編集協力　高田幸絵
編集担当　坂口惣一
印刷・製本　大日本印刷株式会社

ISBN 978-4-7973-8921-0